大人の食物アレルギー

福冨友馬
Fukutomi Yuma

a pilot of wisdom

目次

食物アレルギーの原因となり得る環境アレルゲン
　花粉／ダニ
日用品でも食物アレルギーになる
　ラテックス（天然ゴム製品）
症状を引き起こしやすい引き金（二次的要因）がある
　解熱鎮痛剤／その他の薬剤／ストレス、過度の疲れ／女性ホルモン／
　アルコール摂取

第4章　よくあらわれる症状とは

症状には3つのタイプがある
すぐに症状が出る「即時型」
圧倒的に多いのは皮膚症状
最も重症で、一刻を争うアナフィラキシー

成人食物アレルギーに多い2つの病型
食物依存性運動誘発アナフィラキシー（FDEIA）／
口腔アレルギー症候群（OAS）

第5章　検査・診断はどのような流れで行うか

アレルゲンを特定するのはむずかしい
検査・診断はアレルギー診療の経験豊かな医師が行うのがベスト
検査は詳細な問診（病歴聴取）から始まる〜専門医からのお願い
原因食物が思いあたらない時は
アレルゲンを特定する血液検査と皮膚テスト
アレルギー症状が出た時のことをメモしておく
原因食物がどうしても絞り込めない時は
すでに特定の食物を除去している時は
成人における経口食物負荷試験

第6章　一人ひとり異なる適した治療・対処法とは —— 151

図版作成／ＭＯＴＨＥＲ
イラスト／佐久間広己
構成／小野博明（コーネル）

はじめに

増え続ける成人食物アレルギー

アレルギーと聞いて、すぐに連想する疾患といえば何でしょうか。

おそらく大多数の人が、花粉によるアレルギー、花粉症と答えるに違いありません。毎年毎年春先になると、くしゃみ・鼻水・鼻づまり、目のかゆみ・充血、喉のかゆみといったお決まりの症状に悩まされているからです。

例えば、東京都内のスギ花粉症の推定有病率を見ると、１９８３～１９８７（昭和58～62）年度の第１回調査では10・０％でしたが、その後10年ごとの調査でも約10％ずつ増え続け、最新の２０１６（平成28）年度の第４回調査では48・８％と、ほぼ２人に１人がスギ花粉症にかかっている実態が明らかになっています（『花粉症患者実態調査報告書［平成28年度］』東京都福祉保健局、平成29年12月）。

花粉症は今や、日本人の国民病といってもいいかもしれません。ところが、この花粉症と並んで患者数が想像以上に増え続けているのが、食品などの摂取によって起こる食物アレルギーです。

食物アレルギーというと子どもの疾患というイメージが強いのですが、成人の患者さんの数も少なくありません。特に近年は、病院のアレルギー科に来院する成人の食物アレルギーの患者さんが増えています。

今では、成人の食物アレルギーも「ありふれた病気（common disease）」となりつつあるといっても過言ではありません。

しかも、食物アレルギーは、とてもやっかいな疾患です。

というのも、食物アレルギーは、生命を維持するための生理的欲求の1つ、食欲に基づく行為によって症状が引き起こされてしまうからです。食物アレルギーを怖《おそ》れて、すべての食物摂取をやめてしまうというわけにはいかないのです。

何を食べていいのか、何を食べてはいけないのか、食べていいとしてもどのくらいの量だったら差し支えないのかをはっきりさせなければいけません。

原因となる食物も多岐にわたりますし、原因が1つとは限らず複数の場合もあります。食物アレルギーという名前でありながら、食物以外のものが合併して生じることもあります。

あらわれる症状もさまざまです。影響は皮膚や消化器、呼吸器など多様な臓器に及び、重症になれば意識を失い、死に至る場合もあります。

検査でも、その結果と症状が一致せず、診断の確定がむずかしく、治療に時間がかかってしまうこともあります。

また、成人の食物アレルギーを専門に研究したり診療したりする医師の数も少なく、裏付けとなるエビデンス（科学的根拠）も十分とはいえません。

こうしたさまざまな要因が関係する食物アレルギーは、医師にとって一筋縄ではいかない疾患なのです。

成人の小麦アレルギーが集団発生

今から約10年前、アレルギー内科専門医の私が経験したことのない、成人の食物アレルギーの集団発生という大事件が発生しました。それが、〝旧茶のしずく石鹸《せっけん》事件〟です。

福岡県の会社が販売していた〝旧茶のしずく石鹸〟を使ったために、2000人を超す人が小麦アレルギーを発症し、一時は意識不明になる重篤な人が出るなど深刻な社会問題になりました（現在も〝茶のしずく石鹸〟は製造販売されていますが、原因となった加水分解小麦は含まれていません。そこで本書では、2010年12月7日以前に販売された石けんは〝旧茶のしずく石鹸〟と記述することにします）。

それまで日本人の成人小麦アレルギーの90％以上を占めていたのは、（通常の）小麦依存性運動誘発アナフィラキシーといわれるもので、その典型的な症状は全身性の膨疹《ぼうしん》（蚊に刺されたような赤みを持った皮膚のふくらみ）でした。

ところが、2008（平成20）年のある日、小麦を使った食物を食べた後に運動をすると、主に眉間のあたりから瞼《まぶた》の腫れが広がり（眼瞼腫脹《がんけんしゅちょう》）、目と顔面にかゆみの症状が出る女性の患者さんが受診に訪れました。この患者さんはもともと食物アレルギーはなかったのですが、半年前ぐらいから小麦アレルギーになってしまったというのです。

以前に、小麦由来の成分が入っていたトリートメント剤が目や鼻に入るとくしゃみが出て、その後小麦アレルギーを発症した美容師を診《み》たことを思い出し、この患者さんも何らかの化粧品が目に入ったのではないかと疑いました。

さっそく、患者さんの家で使っているすべての化粧品の成分を調べたところ、洗顔用の〝旧茶のしずく石鹼〟にだけ、トリートメント剤と同様に加水分解小麦という小麦由来の成分が含まれていることを突き止めました。つまり、もともと食物アレルギーのなかった患者さんが、小麦の成分が入った洗顔石けんを使用したために、小麦に対して新しくアレルギーになってしまったと考えられたのです。

ところが、患者さんはこの女性1人では終わりませんでした。命にも関わる重篤なアナフィラキシー反応など全身性のアレルギーを含め、似たような症状の患者さんが次々とやってくるようになりました。詳細な問診（病歴聴取）の結果、すべてに共通していたのは〝旧茶のしずく石鹼〟の使用でした。

その後の研究で、この石けんに含まれていたグルパール19Sという名前の加水分解小麦成分がアレルゲンであると明らかになりました。それが眼球結膜や皮膚を介して体内に入り、その後に食べた食品に含まれていた小麦アレルゲンたんぱく質との交差反応によって即時型小麦アレルギーを発症したのです。

この石けんは、テレビCMの効果もあって、国内で400万人以上が使用した大人気の商品だったのです。この事件は、生活にごく身近なものが、思わぬ理由とメカニズムによって食物アレルギーの大量発生に関与し得るものであると私たちに認識させたという意味で、とても衝撃の大きいものでした。

成人になってから初めて発症する衝撃

これまで食物アレルギーになったことがない人にとっては、この〝旧茶のしずく石鹼事件〟のことを聞いても、「まあ、小麦を食べないようにすればいいんだよね」程度にしか感じないかもしれません。

しかし、小麦のようなとても身近な食物の場合は特に、それを食べないようにするのは想像以上に大変なことです。

小麦アレルギーを発症し、小麦の摂取を禁じられると、パン、ケーキや、パスタ、うどん・そば・ラーメンといった麺類など、数え上げればきりのないほど多くの食物が食べられなくなります。

そのために思う存分食事が楽しめなくなり、友人と気軽に食事に行けなくなって孤独感、疎外感を味わった人、重篤になり仕事をやめて治療するなど将来の夢を閉ざされてしまった人もいたほどです。日常生活に大きな支障をきたす可能性があると告げると、当院の待合室で泣き出す患者さんもいました。単に小麦を食べられないというだけでなく、さまざまな社会的活動までが制限されてしまうのです。

今では、多くの患者さんの小麦アレルギー症状はかなり軽くなっています。しかし、この集団アレルギー事件は、メンタルの面においてはまだまだ現在進行形に思えます。被害者が受けた心の傷、悩み、苦しみ、またいつか別の食物でアレルギーが出てしまうのではないかという不安はそう簡単に拭いきれるものではありません。

この事件の被害者には、もともと小麦アレルギーがあったのではないかと思われがちですが、それは間違いです。アレルギーの既往歴がまったくない人でも発症していますし、体質など発症しやすい傾向があったわけでもなく、誰にでも起こり得る、誰も予想しなかったことが起こっています。成人になってから初めて発症するという事実は、多くの人にとって衝撃でした。

アレルギーが集団で発生するのはごく稀《まれ》ではありますが、個々人誰にでも新たに起こり得る成人の食物アレルギーが、とてもやっかいな疾患である一面を、この事件は教訓として示しています。

豊富な経験則を診療に生かす

わが国の成人食物アレルギーの患者さんは増えているものの、その研究は十分に進んでいるとはいえません。医学情報も少なく、医学的エビデンスも限られています。成人食物アレルギーに対応するアレルギー専門医の数も不足しています。

独立行政法人国立病院機構相模原《さがみはら》病院で成人食物アレルギーの患者さんを専門的に診療して10年以上経《た》ちますが、診察件数はわが国で最も多いのではないかと思います。臨床から見いだされた経験則が、多くの困難な診療に役立ってきました。

食物アレルギーによって、日常生活に支障をきたしている人は少なくなく、アレルギー専門医は、そうした人を1人でも減らし、より充実した生活が送れることを最終の目標に、日々診療と研究に努めています。

成人食物アレルギーへの不安や恐怖をことさら煽《あお》るつもりはありませんが、決して油断せず、誰にでもある発症のリスクに備えるために成人食物アレルギーとは何であるかを正しく知っていただきたいという思いが強くあります。

第1章　耳慣れない成人食物アレルギーとは

成人食物アレルギーの人の割合は1〜2%

特定の食物が原因となって、かゆみやじんましんといった不快なアレルギー反応を引き起こすのが食物アレルギーです。中でも、即時型食物アレルギーといわれるものは、原因食物を取ってから通常数分から2時間以内（稀に4時間以内）にさまざまな症状があらわれる可能性があります。

先述の通り、食物アレルギーというと子どもの疾患とイメージされやすいのですが、16歳以上の成人になって新たに食物に対するアレルギー症状を訴えて来院する患者さんは少なくありません。

欧米のあるアンケート調査では、成人の12%が、食物に対してアレルギー症状が出ると自己申告しています（Woods RK, et al : *Eur J Clin Nutr.* 2001 ; 55(4) : 298-304.）。

しかし、アレルギー症状が出ると訴える人すべてが、食物アレルギーと診断されるわけではありません。欧米の医療機関の調査によると、アレルギー検査の結果、実際の成人食物アレルギーの有病率は2〜5%程度であると報告されています（Rona RJ, et al : *J Allergy*

Clin Immunol, 2007；120(3)：638-46.)。食物アレルギーと混同しやすい疾患については、143ページで詳述します。

私が以前に行ったインターネットモニター集団を対象にしたアンケート調査でも、20～54歳の12％が、「特定の食物を食べた後にアレルギー症状が出る」と回答しています。

わが国ではまだ、成人食物アレルギーの正確な有病率は明らかになっていませんが、成人の1～2％程度ではないかといわれており、これらの数字はいずれも欧米の報告と類似しています（『食物アレルギーの診療の手引き2020』「食物アレルギー診療の手引き2020」検討委員会、研究開発代表者：海老澤元宏）。

なぜ成人になって突然発症するのか

では、子どもの時には起こらなかった食物アレルギーが、なぜ成人になってから発症するのでしょうか。それには、発症のメカニズムが関係しています。

そのメカニズムの1つとして、ある食物を毎日のように食べていると、次第にその食物に対するアレルギーになることがあります。今まで問題なく食べられていたものでも、食べ続けているうちにアレルギーを発症することがあるのです。

もしかすると、食べているものに新しくアレルギーになりやすくなる原因が生じたり、体質が変化したりといったことがあるのかもしれませんが、それが何であるか、現在の医学では十分に分かっていません。

もう1つのメカニズムは、鼻や目、気管支の粘膜、皮膚などのアレルギーとの関係です。成人になってからでも、アレルギー性鼻炎、喘息《ぜんそく》、アレルギーの関係した皮膚炎などを発症する例は多数あります。

仕事などで特定の食物を頻繁に扱っていると、鼻・目・気管支・皮膚などを介して、その食物に対してアレルギーになることがあり、それがさらに悪化していくと、その食物を口にすることによって食物アレルギーを起こすケースもあります。

食物ではなくても、花粉やダニのような環境中に普通に存在するアレルゲンが食物アレルギーに関与することがあります。花粉やダニなどの環境アレルゲンと食物アレルゲンの形が似ている場合、環境アレルゲンに対してアレルギーがある人が食物アレルゲンに対してもアレルギー反応を起こしてしまうわけです。

これを「交差反応」といいます。交差反応とは、免疫細胞が、構造が似ているアレルゲンを間違って異物とみなして過剰な免疫反応を起こすことをいいます。

こうした食物アレルギー発症のメカニズムは、93ページで詳述します。

成人食物アレルギーになりやすい人の傾向がある

もちろん個人差はありますが、食物アレルギーになりやすい人に共通する傾向がいくつかあることが分かってきています。

①アレルギー反応を起こしやすい体質である

食物アレルギーに限らず、アトピー性皮膚炎、アレルギー性鼻炎、アレルギー性結膜炎、喘息など、すべてのアレルギー疾患の人に共通して見られるのは、アレルギー反応を起こしやすい体質（アレルギー体質、アトピー体質）である点です。

体質とは、文字通り体の性質、生まれ持っての遺伝的素因と、生まれ育った環境的要因との相互作用によって形成される、人それぞれの総合的な性質という意味です。

親、兄弟、姉妹など肉親にアレルギー疾患を持つ人がいると、新たに生まれてくる子どももアレルギー疾患を発症しやすい傾向があります。こうしたアレルギー疾患の家族歴は、子どものアレルギー疾患発症のリスク因子であることが、多くの研究結果から分かっています。

しかし、アレルギー疾患は遺伝的な素因だけで発症するわけではなく、環境的要因を含めてさまざまな要因が関与しています。アレルギー体質であっても発症しない人もいますし、子どもの頃に発症したアレルギー疾患は、成長するに伴って、自然にあるいは治療によって症状が軽快することが多いのです。

一方、成人になって新たに発症した食物アレルギーは、長期的には軽快する場合もありますが、軽快しにくいものもあります。

②花粉アレルギー（花粉症）がある

0~3歳の乳幼児の食物アレルギーでは、鶏卵、牛乳、小麦が三大原因食物といわれていますが、成人食物アレルギーの場合、圧倒的に多い原因食物は、果物・野菜です。

その理由として、成人に花粉アレルギー（花粉症）が多いことが考えられますが、花粉と果物・野菜とがなぜ結びつくのか、不思議だと思いませんか。

原因は、そこで起こっている交差反応にあります。

花粉アレルゲンにより花粉アレルギーを発症した成人は、構造がよく似ている果物・野菜に存在するアレルゲンに対する交差反応によっても、花粉－食物アレルギー症候群を発症してしまうというわけです。

どの花粉とどの果物・野菜が交差反応するのか、交差反応に関与するアレルゲンは何であるかは52ページで詳述します。

③生活習慣が乱れている

働き盛りといわれる20代後半~50代は特に、過労、慢性的なストレス、睡眠不足や運動不足、偏った食事といった生活習慣の乱れなどが原因で病気にかかりやすくなり、明らかに成人食物アレルギーが出やすくなります。

中でも気を付けなければいけないのは、偏った食事です。特に、砂糖の取りすぎが、アレルギーの発症・増悪《ぞうあく》（病状がさらに悪化すること）に関係していることは、私の長年の診療経験からして紛れもない事実です。実際に、甘い菓子を食べる習慣をやめたところ、長年悩まされていた鼻炎や咳などのアレルギー症状がほぼ完治した患者さんをたくさん診てきました。

ではなぜ、砂糖を取りすぎるとアレルギー症状が悪化しやすいのか。そのメカニズムについてはあまりよく分かっていない面もありますが、その1つとして、ブドウ糖を代謝する時に、ビタミンやミネラルを消費してしまうことが考えられます。つまり、砂糖の摂取によって大切なビタミンやミネラルが奪われて欠乏を招き、健康な体を維持するのに栄養の面で圧倒的に不利になってしまうのです。

また、砂糖を取りすぎると、それを好む微生物（カンジダ菌など）が腸内で増えすぎて細菌バランスが崩れ、アレルギー反応を引き起こす可能性が考えられるだけでなく、全身のさまざまな疾患の炎症反応を悪化させてしまうことも分かっています。

砂糖が多く使われる菓子などを間食としてたくさん食べてしまうと、それだけでおなかがいっぱいになります。その結果、本来体にとって必要なたんぱく質、ビタミン、ミネラルといった栄養素を摂取する食事がおろそかになり、日々のバランスのとれた栄養摂取という点からも大きな問題です。

最近では、ブドウ糖よりも果糖のほうが体にとって害になっているのではないかという報告も増えています。果糖が体の中で代謝され、アレルギーの炎症を悪化させる物質ができることを多くの論文が挙げていますが、これらの関係を直接的に示したものはまだありません。

トウモロコシのでんぷんを加水分解して得られたブドウ糖液を、さらに甘い果糖液に変化（異性化）させた「異性化液糖（別名高フルクトース・コーンシロップ）」という液体甘味料があります。果糖の含有率が50％以上90％未満のものを「果糖ブドウ糖液糖」、50％未満のものを「ブドウ糖果糖液糖」と呼びます。

甘味がさわやかで砂糖よりも口の中に残りにくく、低温でも甘味度が増し、低コストでつくれるため、ソフトドリンクや冷菓の他、パン、調味料、缶詰などにも広く使われています。パッケージにも、原材料名として表示されています。欧米でも、異性化液糖を含んだフルーツジュースなどをたくさん飲む人にアレルギー疾患が多いという報告がいくつか見受けられます。

世界保健機関（WHO）は、2015年に「成人及び児童の糖類摂取量」を発表しました。このガイドラインでは、成人および児童の1日あたりの遊離糖類摂取量を、エネルギー総摂取量の10％未満（1日50ｇ未満）に減らすようにすすめています。さらに5％まで減らして1日25ｇ（ティースプーン6杯分）程度に抑えれば、健康効果はより増大するとしています。遊離糖類（free sugars）とは、単糖類（ブドウ糖・果糖等）および二糖類（砂糖、ショ糖）のことです。

また、遊離糖類の摂取量をエネルギー総摂取量の10％未満に抑えれば、肥満や過体重、虫歯のリスクを減らせる明確な証拠があるとされています（食品安全委員会ウェブサイト、『Guideline : Sugars intake for adults and children』World Health Organization 2015）。

アレルギーの発症・増悪予防という点から、砂糖をどの程度厳密に避けるべきなのか、その具体的な数字はまだ明らかになっていません。砂糖は、さまざまな加工品に使われていて、摂取を完全にゼロにするのはむずかしいかもしれませんが、なるべく控えたほうがいいことは間違いないでしょう。

④過度のきれい好きである

世の中がきれいになりすぎたために食物や花粉などのアレルギーが増えたという声がよく聞かれますが、はたしてどうなのでしょう。

私たちの体に異物が侵入した時、白血球が連携して防御してくれるシステムには、細菌やウイルスなど万人にとって有害な異物に対して作用する「免疫反応」と、食物の成分など無害であるはずの異物（アレルゲン）に対して作用する「アレルギー（反応）」があります。

異物侵入を察知した抗原提示細胞は、白血球の1つであるT細胞にそれを知らせます。すると、T細胞のうち、細菌やウイルスが侵入した時はTh1細胞（1型ヘルパーT細胞）が、アレルゲンが侵入した時はTh2細胞（2型ヘルパーT細胞）が、リンパ球の一種であるB細胞に対して武器（抗体）をつくるように指令を出し、それが異物にくっついて撃退します。

アレルギーを発症しやすいかどうかは、このTh1細胞とTh2細胞のバランスが関係しているといわれています。

最近は衛生環境が整い、世の中が清潔になりすぎて感染症が激減したことなどからTh1細胞の出番が減り、代わってTh2細胞の働きが優位になり、本来攻撃する必要のない食物の成分や花粉にまで過剰に作用するようになったという考え方があります。

このようなメカニズムが、アレルギーの患者さん一人ひとりのメカニズムとしてどの程度重要かは十分明らかになっていません。しかし、世の中全体としてアレルギーの人が増えてきているのは、このようなメカニズムがあるからではないかと考えられています。

⑤ビタミンDが不足している

生活習慣とも関係していますが、乳幼児の場合、食物アレルギーを発症する数は、季節によって異なることが報告されています。

2歳以下を対象に行った疫学調査（あいち小児保健医療総合センターアレルギー科）で、食物アレルギーと診断された乳幼児は秋冬（10〜12月）生まれが多く、春夏（3〜5月）生まれが少ないという報告があり、日本以外の国からも同様の結果が聞かれます。

ここで考えられるのが、日照時間とビタミンDとの関係です。ビタミンDはカルシウムやリンといったミネラルの吸収を増やして骨を強くしたり、血液中のカルシウム濃度を調節したり、過剰な免疫反応を抑制するなどの働きがあります。

食物では、サケ、カツオ、しらす干し、イワシの丸干し、あん肝などほとんどの魚介類、キクラゲや干しシイタケなどのキノコ類、豚や鶏のレバー、鶏やうずらの卵の黄身に多く含まれています。

また、こうした食物からだけでなく、日光を浴びることでも体内につくられます。皮膚の近くにあるプロビタミンD3（7-デヒドロステロール）が紫外線に当たることでビタミンD3が合成されます。

近年、ビタミンD欠乏症と喘息などのアレルギー疾患の発症との関係について研究が盛んに進められています。ビタミンD欠乏状態が食物アレルギー症状を増悪させることが、松井照明氏（あいち小児保健医療総合センターアレルギー科医長）によるマウスを使った研究で直接的に証明されています（Matsui et al. Allergology International 2018 vol.67.（2）p289-291）。

1日に必要なビタミンDの目安量は、成人で8・5μg（マイクログラム）とされています。しかし、ビタミンDの推奨摂取量に関しては議論も多いようです。

秋冬生まれの乳幼児に食物アレルギーが多いのは、春夏に比べて日照時間が短く、日光を浴びる時間が少ないことによるビタミンDの生成不足も要因の1つと考えられます。

成人食物アレルギーに深く関わる職業がある

特定のアレルゲンに頻繁にさらされたために、そのアレルゲンに対するアレルギーが成立し、その後になって食物アレルギーを発症するケースがあります。調理業や食品加工業などの食物関連の従事者ばかりではありません。医療従事者、理・美容師、エステティシャンや主婦（夫）など、成人食物アレルギーの発症に深く関わっている職業があり、より一層の注意が必要です。

●調理業や食品加工業の従事者、主婦（夫）

特に調理業や食品加工業の従事者は、特定の原因食物や食物関連たんぱく質を多量かつ頻繁に扱う業務のため、原因となる食物アレルゲンに触ったり吸入したりするなど、さらされやすくなります。これを「曝露《ばくろ》」といいます。

特に多いのは、魚、甲殻類、軟体類などです。これらの食物に曝露されているうちにアレルギー症状が出るようになり、やがては食べた時にも症状が出るようになる場合があります。

食物アレルゲンにさらされる主なルートは、皮膚を介する「経皮曝露」と、鼻や気管支の粘膜を介する「経気道曝露」の2つです。

経皮曝露とは、食材を頻繁に素手で触って調理することにより皮膚から吸収されるルート、経気道曝露とは、食材を茹《ゆ》でたり焼いたりなどの調理によって、蒸気とともにアレルゲンがエアロゾル化して体内に吸入されるルートのことです。この両者が同時に存在するケースもあります。

職場環境、就業中の症状の有無や違いについての問診（病歴聴取）で、どのルートによるアレルギーなのかをまずは特定（同定）しなければなりません。

経皮曝露では、就業中に手のかゆみや膨疹を自覚している人が多くいます。特に手湿疹があると皮膚から吸収されやすいため、食物アレルギーを発症する可能性が高くなります。

経気道曝露では、就業中にくしゃみ、鼻水、鼻づまり、喉の痛みといった上気道（鼻や

表1　職業と原因物質および交差反応する食物との関係

職業	感作する原因物質（感作ソース）	交差反応する食物
調理師、食品加工業	調理や加工する食物（魚・甲殻類・軟体類などが多い）	感作ソースと同じ食物
医療従事者	天然ゴム（ラテックス）	バナナ、アボカド、クリ、キウイなど
理・美容師、エステティシャン	化粧品やクリーム、ヘアケア製品などに含まれるたんぱく加水分解物（小麦、コラーゲンなどの分解物）やたんぱく質成分	感作ソースと同じ、もしくは交差反応する食物
パン屋	小麦やライ麦	小麦（稀）、キウイ
主婦（夫）	調理で使用する食物	感作ソースと同じ食物
	天然ゴム（ラテックス）	バナナ、アボカド、クリ、キウイなど

著者作成

喉）の症状や、痰《たん》、咳、息苦しさといった下気道（気管支や肺）の症状を自覚している人が多くいます。

子どもの時に鶏卵アレルギーで、すでに寛解《かんかい》（完治したわけではないが病気の症状がほとんどなくなった状態）していた人が、成人になって調理業に従事したために再発してしまったという事例もあります。手湿疹のある手で鶏卵を調理するようになったからです。食物アレルギーの既往のある人は、アレルゲンに頻繁にさらされる環境での仕事は、できるだけ避けたほうが無難です。

原因食物にさらされた人の一部はその食物に対してアレルギーになり、原因食物を経口摂取してもアレルギー症状が起こるようになります。

また、毎日の家事で食材の調理・加工をする主婦（夫）も、このようなメカニズムで成人食物アレルギーを発症しやすい可能性があります。

●医療従事者

ラテックスを使った手袋を頻繁に使用する医療従事者や、ラテックスの尿道カテーテルを使用する患者さん、ご自宅でラテックス手袋を使って頻繁に家事をする主婦（夫）の中に、ラテックスアレルギーを発症する人がいます。

ラテックスは、ゴムの樹の樹皮を傷つけた時に分泌される乳白色の粘液で、生ゴムの他、手袋、風船、氷嚢《ひょうのう》、糸ゴムなどをつくる原料です。

その人が、バナナ、アボカド、クリ、キウイなどを食べた時に、食物アレルギー症状を起こすことが知られています。これを、「ラテックス-フルーツ症候群（latex-fruit syndrome）」といい、ラテックスアレルギーの人の30～50％が発症するといわれています（１０３ページ）。

●理・美容師、エステティシャン

理・美容師やエステティシャンも、成人食物アレルギーの発症と無縁ではありません。その理由は、化粧品やヘアケア製品、石けんなどにはしばしば、食物など天然物由来の添加物が含まれていることが関係しています。

皮膚や、眼球結膜、鼻粘膜といった人間にとって最も敏感な組織が、添加物として含まれるたんぱく質由来成分に日常的にさらされていると、たんぱく質由来成分と経口摂取した食物アレルゲンとが交差反応を示して食物アレルギーの発症につながることがあります。

職業による成人食物アレルギーの人への生活指導

調理業や食品加工業に従事していて成人食物アレルギーを持つ人は、疾患のことだけを考えたら異動や転職をするのが望ましいのですが、それができない時は、アレルゲンにさらされないような対策、環境づくりをしなければなりません。

特に手湿疹のある人は、皮膚のバリア機能に異常が生じていて経皮感作《かんさ》（皮膚を介してアレルギーになること）する症例が最も多いため、就業中の手袋の着用や軟膏《なんこう》療法など、適切なケアが欠かせません。感作については、93ページで詳述します。

アレルゲンの吸入による経気道感作の人は、職場での換気の向上や、就業中のマスク着用の徹底が求められます。

アレルゲン対策が徹底されないと、経年的にその食物に対するIgE《アイジーイー》抗体価が上昇し病態が悪化してしまいますが、適切に行えばIgE抗体価は低下する場合があります。

IgE抗体はアレルギーの発症に深く関わる物質で、本書では頻繁に登場します。これが何であるかは、47ページで詳しく解説します。

化粧品の使用で発症することがある

成人食物アレルギーを発症するきっかけとして、化粧品の使用があります。化粧品には、食品と同じような成分が含まれていることがあります。化粧品を毎日使っているうちにこれらの成分に対するアレルギーになり、やがては同じような成分が含まれる食品に対してもアレルギーを発症してしまうというわけです。

食物アレルギーを発症する添加物として古くから知られているのが、コチニール色素(カルミン酸)です。南米産サボテンに寄生する昆虫エンジムシ(コチニールカイガラムシ)の乾燥した雌の体から抽出される赤色の色素で、化粧品では口紅やアイシャドーなどに使われています(82ページで詳述)。

また、化粧品の添加物として使用される加水分解小麦に対するアレルギーが、小麦を食べることによって生じる食物アレルギーの原因にもなり得ます。12ページでも触れましたが、〝旧茶のしずく石鹸〟に含有されていたグルパール19Sという加水分解小麦によって、2000人を超える人が小麦アレルギーを発症し、社会的に大きな問題になりました。

化粧品に含まれるたんぱく質由来成分によってIgE抗体感作（95ページ参照）を引き起こし、成人食物アレルギーが発症し得るものであることを強く認識する必要があります。

成人食物アレルギーは一生治らないものではない

このように、成人食物アレルギーの発症のメカニズムはさまざまです。食べるだけではなく、皮膚や粘膜からのアレルゲンの侵入によって発症した場合は、原因であるアレルゲンの侵入を止めれば、長期的には食物アレルギーが改善する可能性があります。

例えば、使っている化粧品が発症の原因であれば、その化粧品を使わないようにします。既述した〝旧茶のしずく石鹸事件〟でも、加水分解小麦を含有した〝旧茶のしずく石鹸〟の使用中止によって、小麦アレルゲンへのIgE抗体価は経年的に減少し、大半の患者さんに小麦アレルギー症状の改善が認められました。

一方、経口感作によって発症した場合、長期的な予後（経過予測）は十分に明らかになっていませんが、一般的には予後は悪いと考えられています。とはいっても、一部の患者さんにおいては、該当する食物の経口摂取を中止すればＩｇＥ抗体価が経年的に低下する場合があります。

成人食物アレルギーは、一度発症すると一生治らないといわれてきましたが、何年かかけて改善する可能性は十分にありますので諦める必要はありません。

Column

アレルギー疾患を次々と発症する「アレルギー・マーチ」

生まれながらにアレルギーになりやすい体質（素質、アトピー素因）を持つ人が、年齢を重ねるごとにアレルギー疾患を次々と発症してしまうことがあります。

早期の乳児湿疹や、下痢・腹痛・嘔吐《おうと》、じんましんといった食事の摂取などによる諸症状から、アトピー性皮膚炎や食物アレルギーを発症するというのが典型的な流れです。その後次第に、喘鳴《ぜんめい》（呼吸の時のヒューヒュー、ゼーゼー）や咳をくり返すようになり、1〜2歳頃に気管支喘息と診断されます。さらに、幼児期〜学童期（7〜12歳頃）にかけて、アレルギー性鼻炎やアレルギー性結膜炎、花粉症を発症するといった流れで次々とアレルギー疾患を発症します。

このように同じ人について、まるで行進（マーチ）しているかのようにアレルギーが連鎖している状態を「アレルギー・マーチ（allergic march、atopic march）」と呼んでいます。

図1　アレルギー・マーチの流れの例

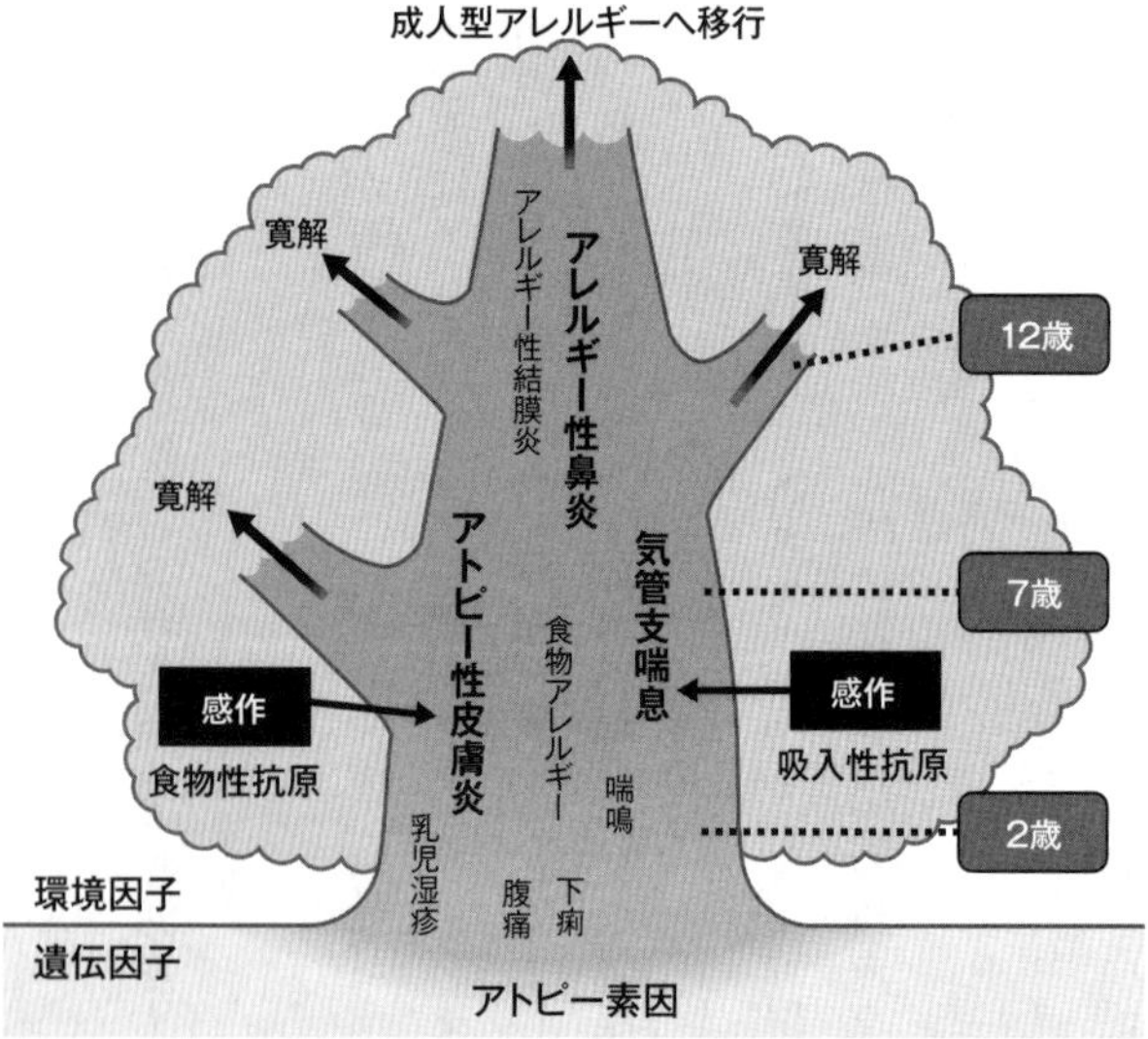

参考／社会福祉法人同愛記念病院財団同愛記念病院ウェブサイト、国立研究開発法人国立成育医療研究センターウェブサイト、厚生労働省『保育所におけるアレルギー対応ガイドライン（2019年改訂版）』

元・日本小児アレルギー学会理事長の馬場實先生（元・社会福祉法人同愛記念病院財団同愛記念病院副院長）が40年以上前に初めて提唱したもので、今では世界的に認知されています。

このアレルギー・マーチという概念に基づけば、乳幼児のアレルギー疾患を一連の流れの中でとらえ、より先を見据えた診療や予防が可能になります。

例えば、乳幼児のアトピ

ー性皮膚炎は、小児喘息やアレルギー性鼻炎のリスクになることが知られています。子どもの場合、アトピー性皮膚炎も喘息も小児科医が同時に診ているのが通常ですから、今かかっているアトピー性皮膚炎をしっかり治療すれば、喘息や鼻炎の発症リスクを抑えることにもつながるというわけです。

本書のテーマである成人食物アレルギーなど、成人になって新たに発症するアレルギー疾患は、一般的にはアレルギー・マーチの流れの中で発症する疾患として位置付けられてはいません。

しかしながら、乳幼児の時からアレルギー疾患に悩まされ、成人になっても慢性化して継続した治療を余儀なくされている人は少なくありません。アレルギー疾患には、早めの徹底した診断と治療が求められます。

第2章　成人食物アレルギーの原因食物は何か

食物アレルギーは、言うまでもなく食物を摂取したことが原因で発症しますが、実は、食物以外にも、環境アレルゲンや、引き金となるさまざまな「二次的要因」が関与することがあります。二次的要因とは、発症に影響を与える要因という意味です。

本章では、食物アレルギーの原因となる食物に絞って触れ、食物以外の原因、二次的要因については、第3章で詳述します。

アレルギーの原因となる物質をアレルゲンという

原因となる食物に含まれ、生体にアレルギー反応を引き起こす物質を「アレルゲン(Allergen)」といいます。免疫学では、「抗原」という言い方をします。

アレルゲンになり得るものの本体は、多くはアミノ酸が連なったたんぱく質です。はじめにアレルゲンが体内に侵入すると、それを排除するために、アミノ酸配列によって形づくられるアレルゲンの立体構造に合った形の抗体がつくり出されます。

それが、免疫グロブリン（Immunoglobulin、略称Ｉｇ）と呼ばれるたんぱく質の一種で、働き方の違いによって、ＩｇＡ抗体、ＩｇＤ抗体、ＩｇＥ抗体、ＩｇＧ抗体、ＩｇＭ抗体の5種類があります。

このうち、アレルギー症状を引き起こすのがＩｇＥ抗体で、ＩｇＥ抗体価はその量、強さを示します。ＩｇＥ抗体がどのように関わってアレルギーを発症するのかは、93ページで触れます。

ＩｇＥ抗体は、決まったアレルゲン（抗原）にしかくっつかないため、正式には抗原特異的ＩｇＥ抗体という言い方がされます。

例えば、アレルゲンがそばであれば、それにくっつくのはそば特異的ＩｇＥ抗体、アレルゲンがピーナッツであればピーナッツ特異的ＩｇＥ抗体、アレルゲンがダニであればダニ特異的ＩｇＥ抗体ということです。

そのため、血液検査や皮膚テストによって、特定のアレルゲン（食物や食物以外の抗原）に対する特異的ＩｇＥ抗体が存在するかどうか、つまり陽性であるかどうかを証明することが、その特定の食物や食物以外の抗原に対するアレルギーであるかどうかを判断する際に必要となります。

アレルゲンとして多いのは、果物・野菜・小麦・甲殻類の順

では、食物アレルギーの原因となる食物としては何が多いのでしょうか。

年齢別では、0歳までは、鶏卵、牛乳、小麦が上位を占めますが、年齢が上がるに従って、魚卵類、木の実類、果物類、甲殻類などの頻度が上昇し、18歳以上の成人食物アレルギーでは、甲殻類、小麦、魚類が上位を占めています（左ページの表2）。

一方、左ページの図2は、私が勤務する相模原病院アレルギー科を2011〜2013（平成23〜25）年に受診した成人食物アレルギー患者さんの原因食物を示したものです。

その結果、果物・野菜（豆乳・大豆を含む）が最も頻度が高く、次に小麦、甲殻類と続きます。乳幼児の時の鶏卵や牛乳のアレルギーが改善せずに成人まで持ち越す例も少なくありませんが、その3年間にはありませんでした。

また、乳幼児は多くの場合、1人の患者さんが鶏卵、牛乳、小麦など複数の食物のアレルギーを合併しますが、成人は、さまざまなアレルゲンが合併して発症するのは比較的少

表2　年齢別・新規発症の原因食物
（年齢ごとに5%以上を占める上位5位を表記）

	0歳	1~2歳	3~6歳	7~17歳	18歳以上
1	鶏卵 55.6%	鶏卵 34.5%	木の実類 32.5%	果物類 21.5%	甲殻類 17.1%
2	牛乳 27.3%	魚卵類 14.5%	魚卵類 14.9%	甲殻類 15.9%	小麦 16.2%
3	小麦 12.2%	木の実類 13.8%	落花生 12.7%	木の実類 14.6%	魚類 14.5%
4		牛乳 8.7%	果物類 9.8%	小麦 8.9%	果物類 12.8%
5		果物類 6.7%	鶏卵 6.0%	鶏卵 5.3%	大豆 9.4%

『アレルギー』69(8), p701-705, 2020 今井孝成ら

図2　成人食物アレルギーにおける原因食物の内訳

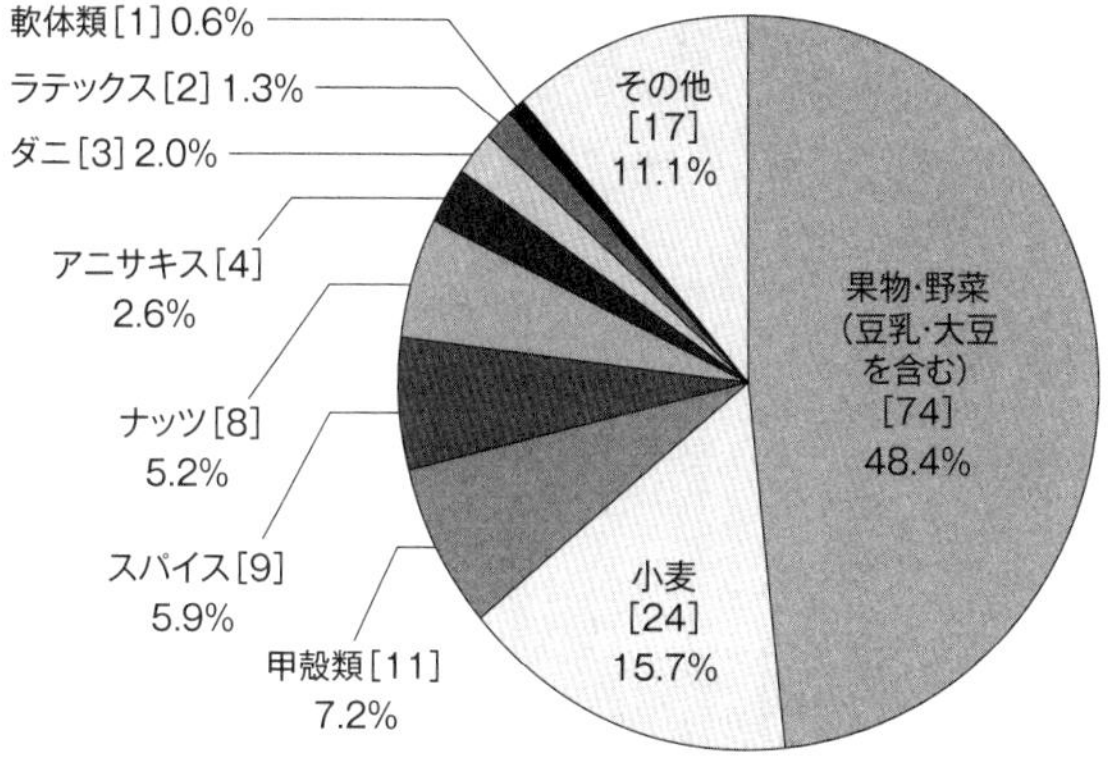

2011～2013年、相模原病院アレルギー科の受診症例（"旧茶のしずく石鹸"による小麦アレルギー症例は除く）。[ ]内は症例数

図3　乳幼児と成人では異なる原因物質の合併の仕方

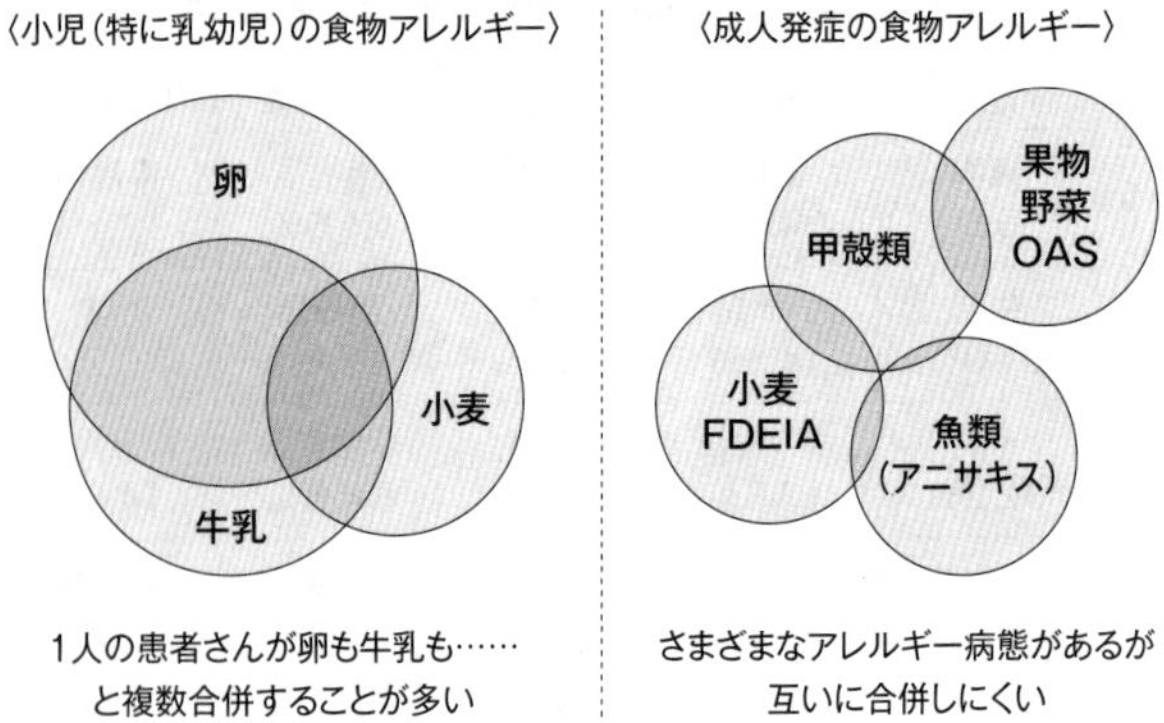

著者作成

ないのが特徴です（図3）。ＯＡＳは口腔アレルギー症候群、ＦＤＥＩＡは食物依存性運動誘発アナフィラキシーを意味します（１２０ページ）。

●果物

成人になって食物アレルギーを発症する原因として最も多いのが、果物です。

果物を食べてアレルギー症状が出るとは容易に想像しがたいかもしれませんが、成人になってから果物アレルギーを発症する人は、ほとんどが花粉アレルギーも持っています。

果物には花粉アレルギーのアレルゲンと構造が似たアレルゲンが存在します。そのため、花

図4　花粉－食物アレルギー症候群の例

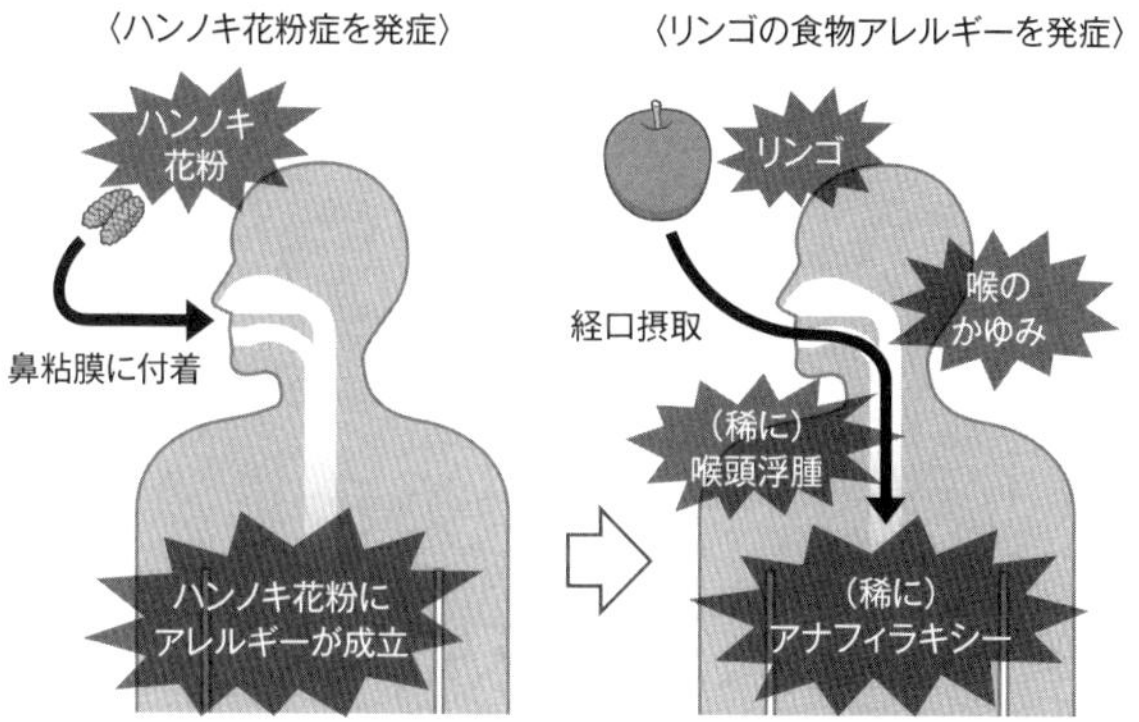

著者作成

粉アレルギーを発症した人の一部が、果物に含まれるアレルゲンと交差反応を起こして果物アレルギーを発症してしまう場合があります。成人に花粉アレルギーが多ければ、必然的に成人の果物アレルギーも多くなるというわけです。

花粉アレルギーの人が果物を食べたことで食物アレルギー症状が生じる病態を、花粉－食物アレルギー症候群（PFAS：pollen-food allergy syndrome）といいます（図4）。

では、どの花粉アレルギーの人がどの果物を食べると交差反応を起こしやすいのでしょうか。それを示したのが、次ページの表3です。

例えば、カバノキ科（シラカンバ、ハンノキ）の花粉アレルギーの主なアレルゲンは、PR－

表3　アレルギー発症の原因となる花粉と果物・野菜との関係

原因となる花粉など	カバノキ科花粉 (シラカンバ・ハンノキ)	草の花粉 (イネ科、 ブタクサ、ヨモギ)	ヒノキ科花粉 (スギ・ヒノキ)
症状が出る果物・野菜	バラ科 (リンゴ、サクランボ、 モモ、ナシ、イチゴ、 プラム) ヘーゼルナッツ マメ科 (大豆、ピーナッツ) セリ科 (ニンジン、セロリ) 大豆製品	ウリ科 (メロン、スイカ、 キュウリ) トマト、オレンジ、 バナナ、アボカド	バラ科果物、 柑橘系果物、 梅干し
症状に関わるアレルゲンたんぱく質	PR-10 ※マメ科の大豆由来のPR-10アレルゲンたんぱく質は「Gly m 4」と呼ばれる	プロフィリン (すべての真核生物に存在するたんぱく質)	GRP
アレルゲンの特徴	熱に弱い 消化酵素に弱い	熱に弱い 消化酵素に弱い	熱に強い 消化されにくい
症状	OASが多い (花粉症症状として春に症状あり)	OASが多い (花粉症症状としては初夏から秋にかけて症状あり)	アナフィラキシーにもなる

ヒノキ科花粉とGRPアレルギーの関係に関しては、いまだコンセンサスは得られていない。

著者作成

10というたんぱく質です。花粉のPR-10と構造がよく似ているアレルゲンは、バラ科のリンゴ、サクランボ、モモ、ナシ、イチゴ、プラム、セリ科のニンジンやセロリにも存在します。そのため、カバノキ科花粉アレルギーの成人がこうした生の果物・野菜を摂取した時に交差反応が生じ、口唇や咽頭粘膜にかゆみや腫れなどの食物アレルギーの症状を引き起こしてしまうケースがよくあります。

交差反応に関与するアレルゲンのうち、PR-10とプロフィリンは熱や消化酵素に対しては不安定（壊れやすい）なので、加熱した食品には反応しないことが多いようです。

しかし、GRPというアレルゲンは熱や消化酵素に安定（壊れにくい）で、加熱した食品などでも反応します。また、バラ科や柑橘《かんきつ》系の果物で症状を起こすことが多く、症状としては眼瞼腫脹（瞼やその周辺部が腫れあがる）や、食物依存性運動誘発アナフィラキシー（FDEIA、120ページ）といった比較的重篤な果物アレルギー症状も引き起こしやすくなります。

この表3を見れば、交差反応によるアレルギーを発症しないために、どの花粉アレルギーの人はどのような果物・野菜を摂取しないほうがいいかが分かります。

ところが、花粉‐食物アレルギー症候群であっても、同じ果物を食べても、あるいは同じ人であっても、食物アレルギーの症状が出る時と出ない時があります。

その要因として、反応しやすい果物が人によって違う、果物の銘柄、産地、熟度、部位によってアレルゲンの含有濃度が異なる、季節によって果物に対する感受性が変動するなどが挙げられます。例えば、花粉が多く飛散する季節になれば果物アレルゲンに対してより過敏になり、食物アレルギーの症状が出やすくなるというわけです。

花粉‐食物アレルギー症候群の人は、アレルギー発症の原因となる個々の花粉が飛散する時期には特に、症状が出やすい果物の摂取を控えることが大切です。

また、果物アレルギーの発症原因は、花粉アレルギーだけではありません。ラテックスと呼ばれる天然ゴムの手袋を使ってラテックスアレルギーを発症した人が、果物を食べて食物アレルギーを発症する場合があります。これは、ラテックス‐フルーツ症候群と呼ばれています（103ページ）。

特に、オレンジ、キウイ、バナナ、モモ、リンゴの5品目は、アレルギーを発症することが多い果物として、食品表示法において可能な限り表示することが推奨された表示推奨品目（特定原材料に準ずるもの）に指定されています。

●大豆・豆乳

近年、成人になって新たにマメ科の大豆によるアレルギーを発症する人が増えています。大豆といってもアレルギーが出る頻度が高いのは、豆乳です。日本豆乳協会によれば、健康ブームもあって、飲用だけでなく料理用としての豆乳の利用者が拡大し、家庭での消費量が大幅に増加しています。

最近は特に、豆乳など（無調整豆乳、調製豆乳、豆乳飲料、その他の大豆を主原料とする飲料を含む）を飲んだ時に、口腔アレルギーやアナフィラキシーなど強いアレルギーを発症する事例が多く見られます。

しかしながら、それは豆乳などを摂取しすぎて次第にアレルギーになったからではなく、カバノキ科花粉アレルギーの人が多いことと関係しています。

もともとカバノキ科花粉アレルギーがある人の一部が、豆乳などを摂取した時の交差反応によって食物アレルギーを発症してしまうのです。

それまで、豆乳などによるアレルギーの既往のなかった人がアナフィラキシーをきたすという事例が増えてきたため、2013（平成25）年12月に独立行政法人国民生活センターは豆乳によるアレルギーに関する注意喚起を公表、2019（平成31）年4月にその内容を更新しています（http://www.kokusen.go.jp/news/data/n-20131205_1.html）。

カバノキ科花粉の主なアレルゲンはPR-10たんぱく質で、カバノキ科花粉アレルギーの人はこのPR-10アレルゲンたんぱく質に対してIgE抗体を保有しています。一方、大豆にもPR-10アレルゲンたんぱく質が存在します（大豆由来のPR-10アレルゲンたんぱく質は、「Gly m 4」と呼ばれます）。

花粉のPR-10と大豆のGly m 4は、たんぱく質の構造が似ていて交差反応を起こしやすい性質があるため、カバノキ科花粉アレルギーの人が豆乳などを摂取した時に最もアレルギー症状が出やすくなります。

豆乳アレルギーの症状はカバノキ科花粉の飛散のピークが終わった5月から6月にかけて多く見られる傾向にあるのが特徴です。それは、この頃に炎症の原因であるカバノキ科花粉を吸って、花粉のPR-10と大豆のGly m 4に最も過敏に反応しやすくなるためで

図5　カバノキ科花粉の飛散時期と大豆アレルギー発症との関係

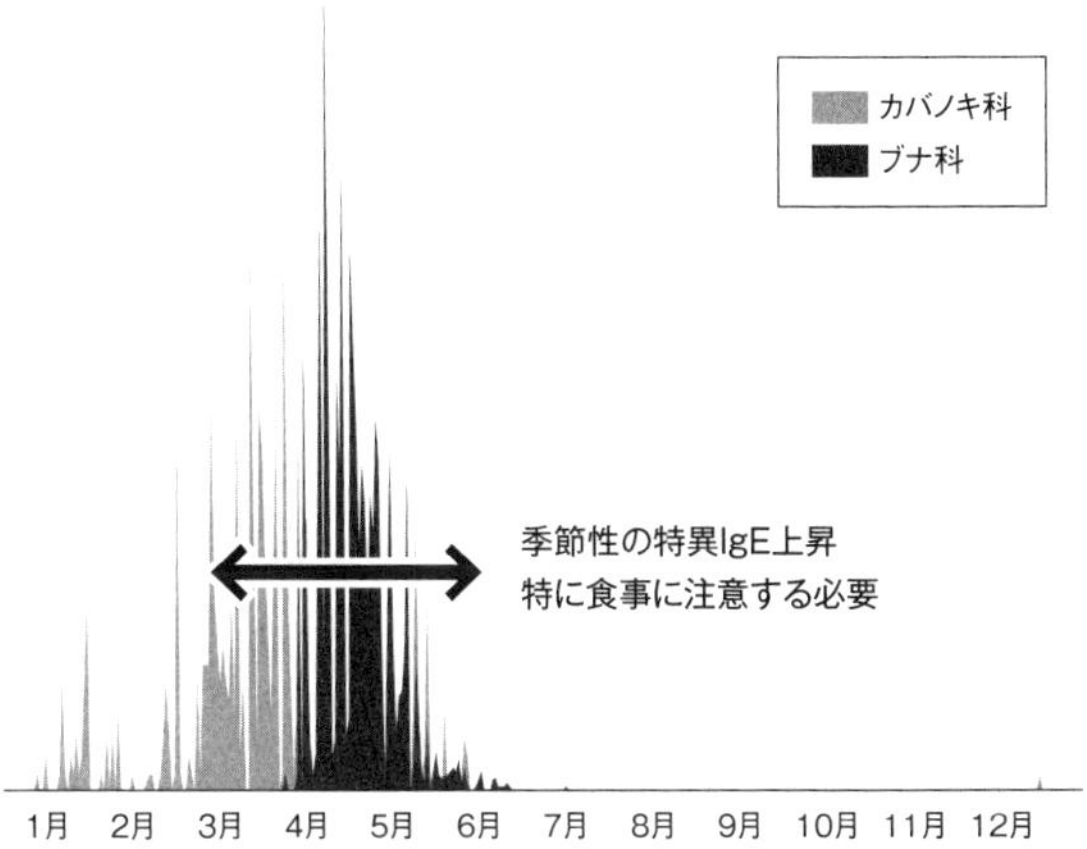

相模原病院屋上におけるカバノキ科、ブナ科花粉の飛散量（2010年）

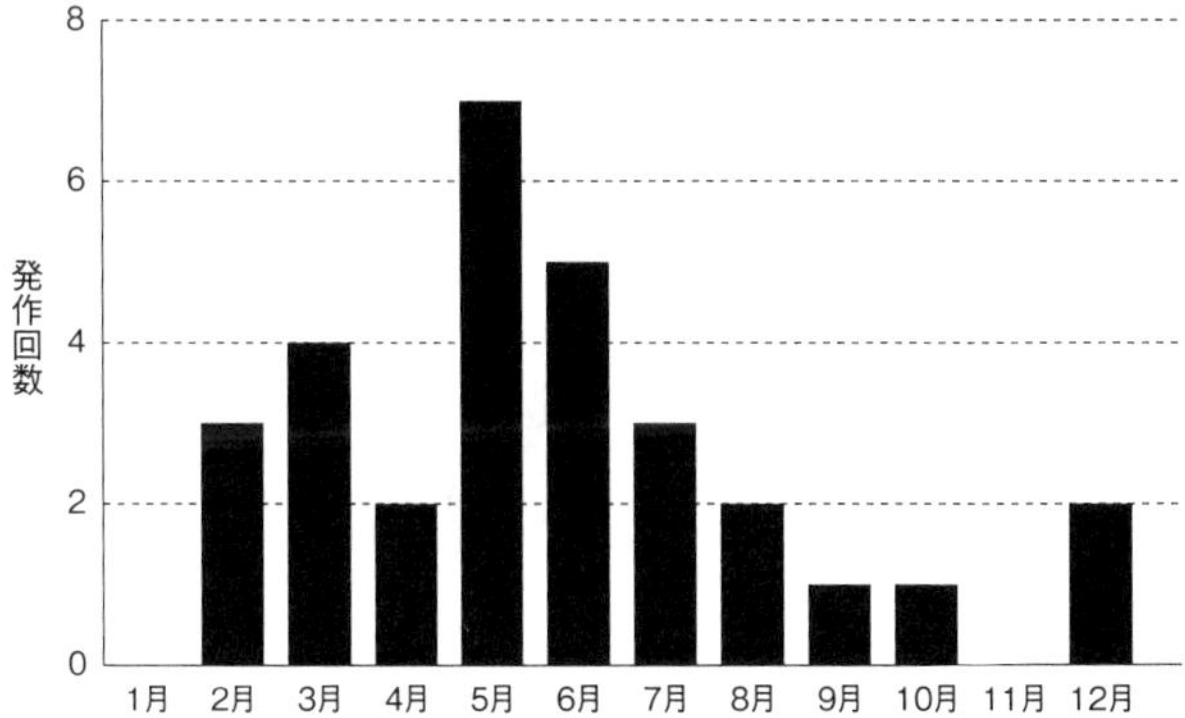

相模原病院外来患者における大豆アレルギー症状の発症時期
（2008〜2013年　計30件）

著者作成

図6　バラ科の果物アレルギーと大豆アレルギーの関係

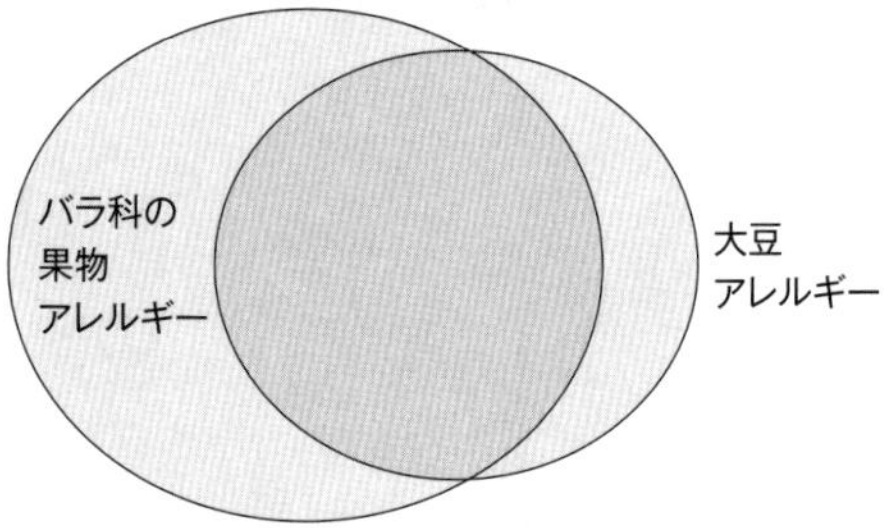

Gly m 4が陽性の大豆アレルギー症例の半数以上がバラ科の果物アレルギーを合併 ➡ モモやビワの摂取には注意を促す必要あり

著者作成

す（前ページの図5）。

　また、豆乳アレルギー症状の人の半数以上に、大豆と同じＰＲ－10アレルゲンたんぱく質を含んだバラ科の果物（リンゴ、サクランボ、モモ、ナシ、イチゴ、プラムなど）に対して口腔咽頭アレルギー症状があり、逆に、バラ科の果物アレルギーの人も豆乳アレルギーを引き起こしやすくなります（図6）。

　豆乳以外にも、大豆モヤシや緑豆モヤシ、枝豆、豆腐、同じマメ科のピーナッツでもアレルギー症状が出る場合があります。

　大豆由来のアレルゲンたんぱく質Ｇｌｙ ｍ ４は加熱や発酵（消化酵素）などの加工処理をすれば抗原活性が低下しやすいという性質があります。

図7　大豆アレルギー患者（Gly m 4感作）の食事指導

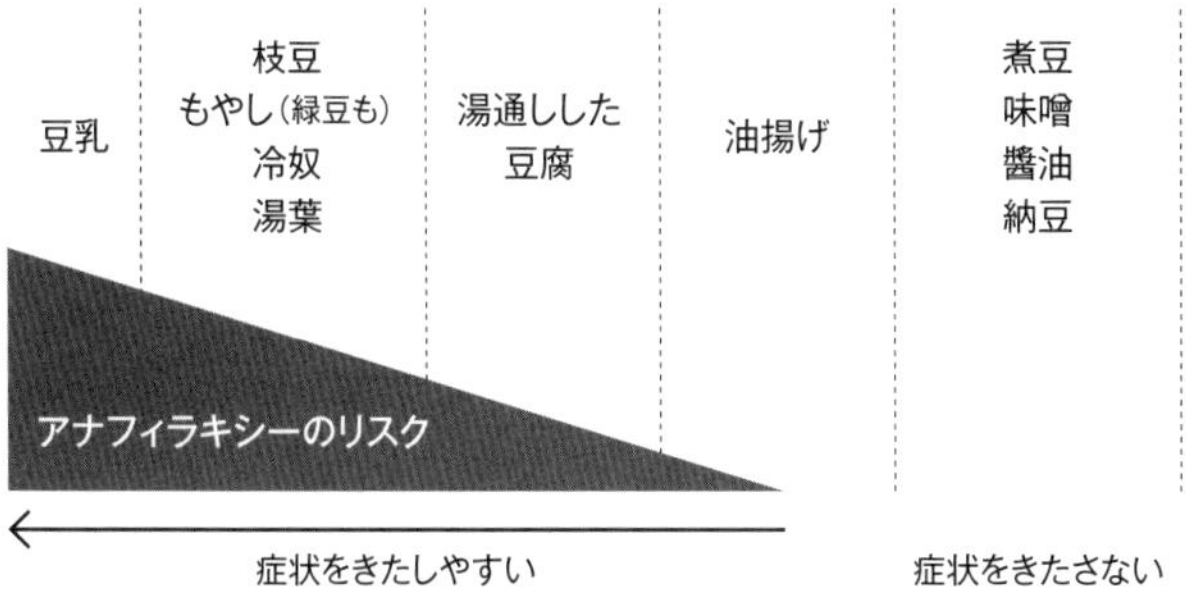

Gly m 4：加熱や消化酵素により抗原活性が低下する

著者作成

そのため、Ｇｌｙ ｍ ４アレルギーの人は、豆乳はアレルギー症状をきたしやすく、アナフィラキシーのリスクが最も高いのに対して、煮豆、納豆、醤油《しょうゆ》、味噌《みそ》などではアレルギー症状はきたしにくいのが特徴です。

　このように、個々の大豆アレルギー患者さんの重症度に応じて、大豆由来の食物の何が摂取可能であるかを個別に指導する必要があります（図7）。

　ただし、比較的稀ですが、Ｇｌｙ ｍ ４によるアレルギーとは別の病気で、納豆を食べて食物アレルギーを発症するケースがあります。その原因アレルゲンは、納豆の粘り成分であるポリガンマグルタミン酸（ＰＧＡ：poly gamma-glutamic acid）

です。

特にクラゲに刺された経験のあるサーファーやスキューバダイバーなど、海にいる時間の長いマリンスポーツの愛好者に多いことが、猪又《いのまた》直子氏（昭和大学医学部教授）によって報告されています。

ＰＧＡはクラゲの触手に含まれていて、これを使って毒針を発射し、刺された人は皮膚からＰＧＡが体内に入ります。その人が、同じＰＧＡを含む納豆を食べたために交差反応が生じ、アレルギー症状が出ます。

納豆アレルギーが分かっている人はクラゲに刺されないようにするのはもちろんですが、食用クラゲを摂取してもアレルギー症状をきたすので注意しましょう。

●小麦

乳幼児の食物アレルギーの三大原因食物は、鶏卵・牛乳・小麦ですが、成人食物アレルギーでは、果物・野菜に次いで2番目に多いのが小麦です。

しかしながら、乳幼児の小麦アレルギーと、成人になって新たに発症する小麦アレルギーは、原因や病状からして異なる疾患であると考えるべきです。
成人小麦アレルギーには、次のような3つのタイプがあります。

①乳幼児期に発症したものが成人まで持ち越された小麦アレルギー
②（通常の）小麦依存性運動誘発アナフィラキシー
③加水分解小麦（グルパール19S）による即時型小麦アレルギー

①は、乳幼児期の小麦アレルギーが成人まで持ち越されたもので、乳幼児期の有病率が増加したのに伴って頻度も増えてきています。
②は、成人になって発症するタイプの小麦アレルギーで、日本の成人小麦アレルギーの90％以上を占めます。小麦のアレルゲンの1つ、ω《オメガ》-5グリアジンにアレルギー反応を示すタイプで、一度発症すると症状の改善はきわめて稀といわれています。
小麦製品を摂取した後2～4時間以内に運動をするなどの二次的要因が加わると、全身性の膨疹をきたすのが主な特徴です。小麦アレルゲンに強く感作された場合には、運動な

どの二次的要因がなくても症状が誘発される場合があります。

膨疹以外の皮膚症状や、消化器や呼吸器の症状は比較的稀です。重度になれば膨疹は全身で地図状に融合し、血圧が低下し、アナフィラキシーショックに至ります。

そばのつなぎとして使われた程度の小麦の量でも、運動した後にアレルギー症状が誘発される場合もあります。

また、調味料に含まれる程度の量の小麦ではアレルギー症状を引き起こしませんが、ハンバーグ、カレーやシチューのルウ、中華麺、ギョウザや春巻きの皮、唐揚げなどによって小麦を誤食するリスクも高いので細心の注意が求められます。

そのため、このタイプの小麦アレルギーの患者さんは、アナフィラキシーショックが起こった時に打つアドレナリン自己注射薬（エピペン®）を常時携行することをおすすめします。

③は、集団アレルギー事件として大きな社会問題になった先述の〝旧茶のしずく石鹼事件〟で、2000人以上が発症した即時型小麦アレルギーを指します。石けんに含まれていた加水分解小麦（グルパール19S）に対して皮膚や眼球結膜を介してアレルギーになっ

たのが原因です。

　そもそもこの加水分解小麦とは、酸・塩基・酵素などを使って小麦や小麦グルテン（小麦たんぱく質）を小さく分解したもので、食品分類上は食品添加物ではなく食品です。こうした処理によって、水に溶けやすい（親水性）、水と油が混ざり合う（乳化性）など、天然の小麦やグルテンにはない性質が生まれ、工業的に大量生産でき、多くの食品や化粧品にも使用されています。

〝旧茶のしずく石鹸〟に含まれていた加水分解小麦（グルパール19S）は、生グルテンを原材料にして、酸加熱分解→等電点沈殿→脱塩→中和→粉末化という工程を経て製造されていたものでした。特に、最初の酸加熱分解の工程において、塩酸によりpH《ペーハー》を1程度にして、95℃で40分間の加熱という条件であったことが、集団アレルギー事件につながる抗原性（アレルギーを引き起こしやすい性質）の獲得に最も重要であったと明らかになりました。

　ここまで触れてきた加水分解小麦（グルパール19S）による即時型小麦アレルギーの事例では、発症の原因となった〝旧茶のしずく石鹸〟の使用中止によって、小麦アレルゲン

表4　加水分解小麦により発症した小麦アレルギーと通常の小麦依存性運動誘発アナフィラキシーとの違い

	加水分解小麦により発症した小麦アレルギー	（通常の）小麦依存性運動誘発アナフィラキシー
男女比	女性>男性	男性＝女性
年齢	20〜60代が多い	20歳〜高齢
旧茶のしずく石鹸使用歴	＋	−
旧茶のしずく石鹸使用時のアレルギー症状	目のかゆみ、くしゃみ、鼻水、顔面のかゆみ	−
アナフィラキシーの初期症状	目・顔面のかゆみ・腫脹	全身のかゆみと膨疹
アナフィラキシーの進行期の症状	消化器・呼吸器症状 血圧低下	血圧低下
長期的な症状の改善	原因である石けんの使用中止によって改善することが多い	改善しにくい

著者作成

に対するIgE抗体価は低下し、小麦を食べたことによるアレルギー症状も、多くの患者さんの場合、年月が経てば改善しています。

この石けんの使用を中止した後5年で、約40%の人が「略治」していたと報告されています。略治とは、完治ではないが、通常の食事、日常生活で3か月以上症状が出ない状態をいいます。その点では、年月が経っても症状の改善がほとんど認められない通常の小麦依存性運動誘発アナフィラキシー（ω-5グリアジン優位感作型小麦アレルギー）とは対照的です（両者の違いは表4参照）。

ただし、小麦アレルゲンに対するIgE抗体価は低下しても、この石けんを使用した影響で今もなお小麦アレルギーに悩まされ、小麦を自由に摂取できない人が一部いることは明らかです。小麦を一生食べられないのかどうかには個人差があります。

●甲殻類

成人食物アレルギーの原因食物として頻度が高いものの1つが、エビやカニなどの甲殻類です。発症の理由もさまざまで、症状も通常の即時型であったり口腔アレルギー症候群、運動誘発アナフィラキシーであったりと多様です。

甲殻類を食べた後に症状が出たにもかかわらず、血液による甲殻類のＩｇＥ抗体検査では必ずしも陽性にはならず、陰性と判定されてしまうことも稀ではありません。逆に、血液ＩｇＥ抗体検査が陽性でも、症状が出ない場合もよくあります。

そのため、血液検査に加えて、症状を起こした甲殻類を使ってプリックプリックテスト（prick to prick test）と呼ばれる皮膚テストを行い、ＩｇＥ抗体の存在を証明することになります。甲殻類アレルギーの場合は特に、血液検査よりも皮膚テストの結果のほうが、真に体の症状に近い結果になります。

プリックプリックテストは、プリックランセットと呼ばれる専用の針で調べたい食品を刺した後、その針で皮膚に小さな傷をつけて膨疹（赤みを持った皮膚のふくらみ）が出現するかどうかを判定するものです（１３４ページ参照）。

エビやカニの種類によって反応が異なり、加熱した甲殻類には反応しない人もいますので、検査の正確性を期すには、過去に症状が出たものと同じ種類の甲殻類を、生の状態と加熱後の２種類用意してプリックプリックテストを行うのが望ましいでしょう。

ごく少量の摂取で症状が出るような最重症の人は、すべての甲殻類を徹底して除去するしかありません。

甲殻類アレルギーは、しばしば成人になってから発症し、一般的には一度発症すると治らずに一生続くと考えられています。しかし、私の臨床経験では、個々の患者さんの発症原因によって予後（経過予測）は大きく異なり、長期的には治る場合もあります。

アレルギーの発症数や重篤になる度合いから誤食を防ぐため、エビとカニは食品表示法によって表示が義務化された特定原材料に指定されています。甲殻類アレルギーの人は、しっかりチェックしましょう。

●アニサキス・魚類

成人が、魚類を食べた後にアレルギー症状が出るケースが多くあります。しかし、そのすべてが本当の魚アレルギーとは限りません。そのため、①魚アレルギー、②アニサキスアレルギー、③ヒスタミン中毒のいずれなのかを鑑別診断しなければなりません。

魚アレルギーに比べて発症の頻度が圧倒的に高いのは、アニサキスアレルギーです。

①魚アレルギー

血液検査による魚類の特異的IgE抗体価の測定や、魚類での皮膚テストによって、魚に対するIgE抗体が陽性と認められた場合は、本当の魚アレルギーといえます。成人の魚アレルギーには、乳児期に発症した魚アレルギーが成人まで持ち越されたものと、成人になって新たに発症したものとがあります。

後者の事例としては、魚を扱う調理師や食品加工業従事者といった職業に就いて、魚に頻繁に触れるうちに魚アレルギーになることが多くあります。さらに、魚コラーゲンを含んだ化粧品を使うようになったりして魚由来のコラーゲンに経皮感作し、その後交差反応によって魚を食べた時に食物アレルギーを発症することもあります。

魚アレルギーの主なアレルゲンは、パルブアルブミンとコラーゲンです。パルブアルブミンは、加熱してもアレルギーを引き起こす力に変化はなく、多くの魚に共通して含まれ、高い交差抗原性（交差反応を起こしやすい性質）を有しています。コラーゲンも、感作の頻度は高くありませんが、交差抗原性については同様です。

したがって、IgE抗体感作が認められた魚種はもちろん、それ以外のすべての魚種を、加工品も含めて摂取しないようにするのが基本です。

②アニサキスアレルギー

アニサキス（Anisakis simplex）は、回虫目アニサキス亜科に属する寄生虫の総称です。生きた成虫がヒトの体内に入ると長期間生存し、成長してしまうのではないかと思われがちですが、ヒトは宿主ではないためその心配はありません。

一般的にアニサキスの寄生頻度が高い魚介類は、サケ、イカ、サバ、アジ、カツオ、サンマ、イワシ、ブリ、ホッケなどです。これらを生で食べた数時間後に、寄生していたアニサキスの第3期幼虫（体長は2〜3㎝）が胃や腸に穿入《せんにゅう》し（穴をあけて入り込む）、激しい上部腹痛や吐き気、嘔吐の症状が出ることがあります。これが（劇症型）胃アニサキス症、腸アニサキス症と呼ばれるものです。

一方、アニサキスアレルギーでは、じんましんや血管浮腫、嘔吐、下痢、激しい心窩部《しんかぶ》痛《つう》（みぞおちの痛み）といった主症状の他、血圧低下、呼吸不全、意識消失といったアナフィラキシー症状を呈します。

アニサキス症と同様に、アニサキスの寄生率が高い魚介類を生食後4～5時間経って症状があらわれることが多く、一般的な食物アレルギーと比べて、食事をしてから症状が出るまでに時間の幅があるのが特徴です。

アニサキスが寄生しやすい魚介類を摂取した後にアレルギー症状が誘発されたという病歴がある場合、この疾患の可能性があります。魚に対するアレルギーではないと血液検査などで確認した後、血液検査によるアニサキス特異的ＩｇＥ抗体価が陽性という結果がそろった場合には、アニサキスアレルギーと診断できます。

アニサキス症にしてもアニサキスアレルギーにしても、諸外国に比べてわが国に症例が多いのは、寿司《すし》や刺身など魚介類を生食する嗜好《しこう》が圧倒的に強いことが理由として挙げられます。しかし、アニサキスアレルギーは、焼き魚や煮魚のように加熱調理されたものでも、あるいは加熱処理した加工品でも、比較的軽症ですが、症状が出る可能性は否定できません。

予防のためには、アニサキスの寄生頻度が高い魚介類の生での摂取を控えるのが望ましいでしょう。長年にわたって継続していれば、アニサキス特異的IgE抗体価は低下する場合が多いようです。

③ヒスタミン食中毒

魚のうち、カツオ、カジキマグロ、ブリ、ハマチ、サバ、サンマ、イワシなどの赤身魚やその加工品には、遊離ヒスチジンというアミノ酸が多く含まれています。これらの魚を常温で放置するなどの不適切な管理によって鮮度が落ちると細菌（ヒスタミン産生菌）が増殖します。その働きによって、遊離ヒスチジンからヒスタミンが生成されます。ヒスタミンは、ワインやチーズなどの発酵食品にも含まれていることがあります。

ヒスタミンを多く含む食品を摂取すると、薬理反応として食後数分〜30分くらいで顔面、特に口の周りや耳たぶが紅潮し、じんましん、頭痛、発熱や、消化器などにアレルギーと似た症状が出ます。これはアレルゲンと抗体が関与したアレルギー反応ではなく、ヒスタミンという化学物質によって直接的に引き起こされる症状です。これが、ヒスタミン食中毒です。ヒスタミンは熱にも強いので、焼く、揚げるといった加熱調理をした食品でも食中毒の原因となります。

　魚を食べた後にじんましんが出たからといって、即魚アレルギーとは限らないのです。ヒスタミン食中毒は重症になることは少なく、6～10時間すれば症状は回復し、抗ヒスタミン剤を投与すればより速やかに治ります（消費者庁、内閣府食品安全委員会各ウェブサイト）。

●そば

　そばも、食物アレルギーの原因食物として一般的によく知られています。そば特異的IgE抗体検査で陽性の人は、そばアレルギーと診断されます。

　そばがやっかいなのは、微量でもアレルギー症状が出やすい点にあります。そばを茹でた鍋で調理したうどんを食べる、そばを茹でた時の蒸気が気道に入る、そばを打った時に衣服に付いたそば粉を吸い込むだけでなく、そば殻の枕で寝ただけでアナフィラキシーを発症した例が報告されています。

　さらには、加熱調理をしてもアレルギー反応が弱まることはなく、耐性を獲得しにくい

（治りにくい）ために、一生そばを食べられないという人もいます。

そば粉を使った菓子（加工食品）も多いため、アレルギーの発症数や重篤になる度合いから表示が義務化された特定原材料7品目の1つにそばも指定されています。そばアレルギーの人は、加工食品を食べる時には必ず原材料表示をチェックして誤食を防ぐようにしなければなりません。

●スパイス

料理に風味や辛みを与えるスパイス（香辛料）ですが、スパイスが原因の成人食物アレルギーは少なくありません。

特に多いのが、コリアンダー（パクチー）、クミン、フェンネル、セロリ、パセリ、ディル、キャラウェイ、アニス、アジョワン、ミツバといったセリ科のスパイスで、アレルギー症状を起こしやすい料理の代表はカレーと聞けば、なるほどと思われる方もいらっしゃるでしょう。

カバノキ科花粉やヨモギ花粉のアレルギーの人が、花粉アレルゲンとの交差反応によってスパイスアレルギーを発症したり、ハーブ類の入ったクリームを使用するエステティシャンが経皮感作によって発症したりという報告もあります。

多くの料理には多種多様のスパイスが使われ、どのスパイスが原因かを特定するのがむずかしいのが実情です。スパイスに対する血液ＩｇＥ抗体検査はできませんので、検査するのであれば、入っていたと思われるスパイスをすべて持参して、プリックテストやプリックプリックテストといった皮膚テストでどのスパイスが陽性かを一つひとつ確認しながらＩｇＥ抗体の存在を証明するしかありません。

また、皮膚テストなどにより反応するものとしないものをはっきり区別できないケースも少なくないために、スパイスアレルギーの診断はむずかしいものです。

皮膚テストで陽性になり、反応がはっきりしたスパイスは除去し、陰性のスパイスは継続して摂取しても問題ありません。皮膚テストで陽性と陰性がはっきりしなければ、原因として考えられる食物を実際に食べてみてアレルギーの症状が出るか出ないかを確認する経口食物負荷試験を行って突き止めるか、いっそのことすべてのスパイスを除去してしまうしかありません。

●ピーナッツ

ピーナッツ（落花生の実）は、微量の摂取でも重症化しやすく、落花生の殻に触れただけでアレルギー症状が出た例もあります。子どもの時に発症して成人まで持ち越す事例が多く、成人になって初めてピーナッツアレルギーを発症する人は比較的少ないようです。

症例数や重篤になる度合いから勘案して、食品表示法で表示が義務化された「特定原材料」に指定されています。隠し味にもよく使われているので、食品を購入する時には表示をよく見て確認しましょう。

ピーナッツの主なアレルゲンは、2Sアルブミン（アレルゲン名はＡｒａ ｈ２）と呼ばれる植物に含まれるたんぱく質です。

Ａｒａ ｈ２特異的ＩｇＥ抗体検査を行えば、ピーナッツへの特異的反応を個別に確認できます。

●ゴマ

ゴマ科のゴマは、ゴマ油なら食べられるのに、粒のままや、すりゴマ、練りゴマ（ゴマペースト）では強い症状が出てしまう人がいるので安心できません。

特にすりゴマは、症状が出やすいのが特徴です。こちらも子どもの時に発症して成人まで持ち越す事例が多く、成人になって初めてゴマアレルギーを発症することは比較的少ないようです。

食品表示法で表示が推奨されている「特定原材料に準ずるもの」に指定されています。加工食品によく使われているので、こちらも食品を購入する時には表示をよく見て確認しましょう。

●牛乳

牛乳は、鶏卵、小麦と並ぶ小児食物アレルギーの原因物質の1つで、かつ同じ人がこの3つを合併しているケースも多く見受けられます。かつて、成人の牛乳アレルギーの頻度は高いものではありませんでした。

ところが最近は、小児期に発症した牛乳アレルギーが成人になっても改善されずに持ち越されてしまうケースが目立っています。

牛乳の可食部100gあたりのたんぱく質含有率は3・3gで（『日本食品標準成分表2020版』［八訂］）、そこに含まれる80％のカゼインと、20％の乳清たんぱく質（β《ベータ》-ラクトグロブリンなど）が、牛乳アレルギーの主なアレルゲンとされています。

100℃で加熱しても、カゼインのアレルギーを引き起こす性質は弱くなりません。これらの成分は、山羊《やぎ》や羊など他の動物のミルクにも含まれているため、牛乳の代わりに飲めるというわけではありません。

症状は、じんましんやかゆみなどの皮膚症状の他、咳や喘鳴、呼吸困難といった呼吸器症状、下痢、腹痛、吐き気といった消化器系など多様で、血圧低下などのアナフィラキシーを呈する場合もあります。

牛乳、乳酸菌飲料、チーズ、ヨーグルトといった明らかな乳製品でなくても、牛乳たんぱく質を含む食品でアレルギーを発症する可能性があります。多くの牛乳たんぱく質を含む生クリームなどのクリーム類、わずかな牛乳たんぱく質を含むバター、マーガリン、クッキー、食パン、ハム、ベーコンなどの加工食品などが挙げられます。

そのため、アレルギーの発症数や重篤になる度合いから勘案して、牛乳（乳）は食品表示法によって、表示が義務化された特定原材料に指定されています。購入にあたっては食品表示をしっかりチェックしましょう。

●肉類

肉類のアレルギーは比較的稀です。

肉類を食べてのアレルギー症状が疑われる場合、肉に対する経口摂取発症型の病態、豚肉－猫症候群（pork-cat syndrome）、マダニ咬傷《こうしょう》（咬《か》まれた傷）に関連した獣肉アレルギーの3つを念頭に置いて検査を行います。

肉に対する経口摂取発症型の病態は、肉類を食べていくうちに次第にアレルギーの症状が出てしまう人を指していますが、実際にこうした患者さんはほとんどいません。

①豚肉－猫症候群

猫アレルギーのごく一部の人が、豚肉や牛肉などに対する食物アレルギーを発症することが知られています。

猫に由来するアレルゲンによって、アレルギー症状を引き起こすのが猫アレルギーです。くしゃみ、鼻水、鼻づまり、喘息がメインですが、稀にじんましん、皮膚の赤みやかゆみ・腫れ、目のかゆみや充血・腫れなど、アナフィラキシーといえる症状も起こります。猫アレルギーのアレルゲンたんぱく質は、猫の毛や皮脂腺、フケ、唾液、オシッコなどあらゆるところに存在しています。

猫アレルギーの人の一部は、このうちの血清アルブミン（Ｆｅｌｄ２）に対するＩｇＥ抗体を保有していて、これと似ているアレルゲンが豚肉などにも存在しているために、豚肉を食べた時に食物アレルギーを発症することがあります。これが、豚肉‐猫症候群と呼ばれるものです。

加熱が比較的不十分な豚肉を食べた時に発症しやすく、牛肉に対して反応する場合もあります。猫と豚肉に対する特異的ＩｇＥ抗体価を測定して陽性かどうかを確認するのが診断の入り口になります。

②マダニ咬傷関連の獣肉アレルギー

マダニは、日本全国に分布し、特に野生動物が生息する自然豊かな場所に多く生息します。人の体に付着し比較的やわらかい皮膚に咬みつき、唾液を分泌し吸血します。

その咬傷から、マダニの唾液に存在する糖鎖α《アルファ》-Ｇａｌと呼ばれるアレルゲンに感作され、交差反応を示すことによって、同じくα-Ｇａｌを豊富に含む獣肉を摂取した時に起きるのが、マダニ咬傷関連の獣肉アレルギーです。獣肉を摂取した3～6時間後に発症するのが特徴です。

診断にあたっては、過去にマダニに咬まれたことがあるか、居住地域、生活習慣、職業などマダニ咬傷のリスクが高いかどうか、豚や牛に対する特異的ＩｇＥ抗体価の測定で陽性かどうかなどを総合的に判断します。

α-Ｇａｌ特異的ＩｇＥ抗体価の測定で陽性が確認できれば、このアレルギーである確率はより高くなりますが、この測定は一般の医療機関ではできません。成人食物アレルギー専門医による診察が求められます。

●食品添加物

厚生労働省によれば、食品添加物とは、食品の製造過程または食品の加工・保存の目的で使用される保存料、甘味料、着色料、香料などを指します。その安全性については食品安全委員会による評価を受け、人の健康を損なう恐れのない場合に限って、成分の規格や使用の基準を定めた上で使用を認めています。

食品添加物は、その役割や効果の違いによって、指定添加物、既存添加物、天然香料、一般飲食物添加物に分類されます。

指定添加物は、化学的合成か天然かといった製造方法の違いにかかわらず、食品衛生法第12条に基づいて厚生労働大臣がその安全性と有効性を確認して指定した添加物です。

既存添加物は、長年使用され実績があるものとして厚生労働大臣が引き続き使用を認めた添加物です。

天然香料は、リンゴ、緑茶、乳などの動植物から得られる着香を目的とした、一般に使用量が微量で長年の食経験で健康被害がないとして使用が認められた添加物です。

一般飲食物添加物は、果汁や野菜由来の色素など、一般に食品として飲食に供されているもので添加物として使用されるものを指します。

2021（令和3）年1月15日現在、日本の食品添加物の数は、指定添加物が472品目、既存添加物357品目、計829品目（香料を含む）です（公益財団法人日本食品化学研究振興財団ウェブサイト　https://www.ffcr.or.jp/tenka/index.html）。

食品添加物というと、アレルゲンとして疑われやすいというイメージがありますが、実際にIgE抗体依存性の即時型アレルギーの原因になるケースはそれほど多くありません。

そうした中で頻度が高い添加物といえば、既存添加物であるコチニール色素と、食品添加物のリストには入っていませんが、エリスリトールという食品です。

①コチニール色素によるアレルギー

コチニール色素（別名カルミン酸色素）は、南米産のサボテンに寄生する昆虫エンジムシ（コチニールカイガラムシ）から抽出される赤色色素です。

口紅やアイシャドーなどの化粧品、カマボコ、ハム・ソーセージ類、かき氷のイチゴシロップ、イチゴジャム、明太子《めんたいこ》などの食品の赤色染料（天然着色料）として使われます。

多くの症例で、アレルゲンはコチニール色素の成分であるカルミン酸そのものではなく、色素を生物から抽出する時に除去しきれなかった虫体由来の夾雑《きょうざつ》アレルゲンたんぱく質であると考えられています。夾雑とは、余計なものが混じっているという意味です。

通常、コチニール色素によるアレルギーは、夾雑アレルゲンたんぱく質が口から入り消化管で吸収される経口感作によってではなく、化粧品に使われていたものが皮膚や目・喉の粘膜から侵入する経皮・経粘膜感作によって生じると考えられています。そのため、化粧品を使用する頻度の高い年齢層の女性に多く発症します。

現在、わが国で製造されている食品用コチニール色素は低アレルゲン化が進んでいて、食物アレルギーを発症するケースは少なくなってきていますが、海外で生産されたものによる報告は今でも多いので注意しなければいけません。

②エリスリトールによる食物アレルギー

エリスリトールは、メロン、ナシ、ブドウなどの果実や、醤油や味噌、清酒などの発酵食品に含まれている天然の糖アルコールで、清涼飲料水、ゼリーなどの菓子類、菓子パンなどによく添加されている天然の甘味料です。

分子量が低いために一般的にはアレルゲンになりにくい物質ですが、この成分によって食物アレルギーをきたしたという報告は少なくありません。

これまでの報告では、プリックテストでは陰性でも、アレルギーエキスを皮膚のすぐ下に直接注射して15分後の反応を見る皮内テストのみが陽性を示したという例もあるため、診断のためには両方のテストを行う必要があります。

食品添加物はまた、食物アレルギーだけでなく、さまざまな食物過敏反応の原因にもなります（食物過敏反応については、次章で詳述します）。

比較的多いのが、合成着色料の一種であるタール系色素です。わが国では、食用タール色素として赤色2号など12種類が国から認可され安全性が保証されていますが、海外では禁止や自主規制の対象となっているものもあります。１日の摂取許容量も定められているので、過剰に摂取すれば悪影響を及ぼします。

食物過敏反応を有する人は、「これを食べると調子が悪くなる」といった症状を自覚する食物は除去するのが原則です。

第3章　食物アレルギーはどのようなメカニズムで発症するのか

食物アレルギーか、食物過敏反応か

私たちは、食べたものに過敏に反応して、かゆくなったり、おなかが痛くなったりした時に「食物アレルギーの症状が出た」と表現するのが一般的です。

しかし、医学用語として食物アレルギーという言葉が意味するものは、もう少し限られています。

わが国のガイドラインでは「食物によって引き起こされる抗原特異的な免疫学的機序を介して生体にとって不利益な症状が惹起《じゃっき》される現象」と定義されます（『食物アレルギー診療ガイドライン2021』一般社団法人日本小児アレルギー学会食物アレルギー委員会）。

すなわち、ある特定の食物を食べた時に、免疫学的な機序（メカニズム）が関与して体にとってマイナスの症状が起こった場合のみを食物アレルギーといい、免疫学的な機序が関与しているかどうか分からない場合は非アレルギー性食物過敏反応と呼びます（左ページの図8）。

私たちの体には、細菌やウイルスなどの異物が入ってきた時に、それを撃退しようとす

図8　食物過敏反応の分類

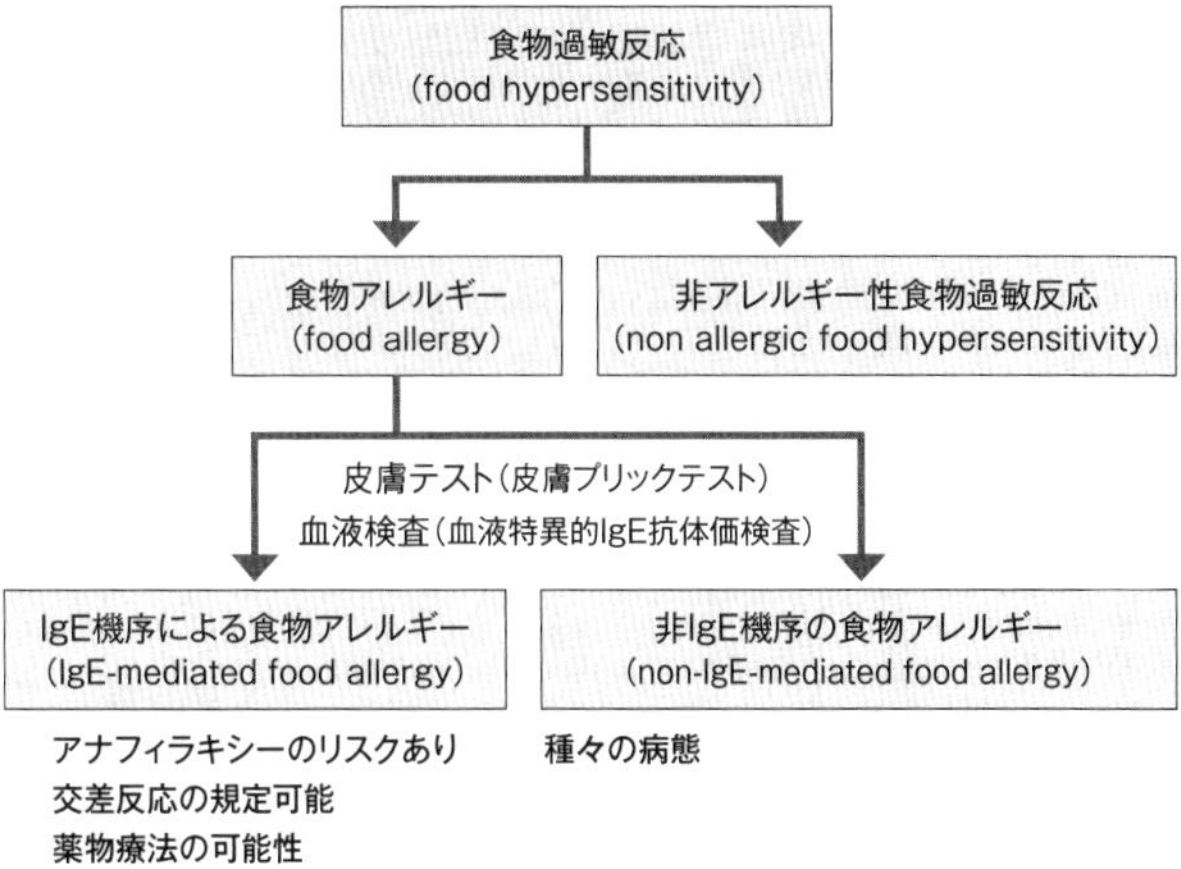

著者作成

る免疫と呼ばれる仕組みが備わっていることはすでに触れました。ところがその免疫が、有害ではないにもかかわらず特定の食物に対して過剰に作用してしまうのが食物アレルギーというわけです。

　さらに食物アレルギーは、47ページで触れたＩｇＥ抗体と呼ばれる抗体が関与しているものと、関与しているかどうか分からないものとに分類されます。

　血液検査や皮膚テストを行った結果、症状を引き起こしていると判断された特定の食物に対してＩｇＥ抗体の存在が証明されれば、「ＩｇＥ機序による食物アレルギー」と診断できます。

一方、免疫学的な機序が関与しているかどうか分からないものは、食物アレルギーという言葉は使わずに「非アレルギー性食物過敏反応」と診断します。乳糖不耐症、非セリアック・グルテン過敏症、化学物質過敏症など、食物アレルギーと混同しやすい疾患が挙げられます（143ページ）。

成人食物アレルギーの患者さんへの診療の大まかな流れを示したのが次ページの図9および92ページの図10です。

日常的な診療で比較的簡単に行える食物アレルギーの検査は、ほぼ食物に対するIgE抗体のみといってもいいでしょう。非IgE機序の食物アレルギーを調べるのは技術的に困難で、厳密な判定はできません。

IgE機序と非IgE機序は明確に区別されなければなりませんが、治療の基本についてはどちらも、原因となる食物を除去することに変わりはありません。

もし、IgE機序による食物アレルギーであると分かれば、次のようなメリットがあります。

図9　成人食物アレルギー診療の大まかな流れ
（原因食物は分かっている）

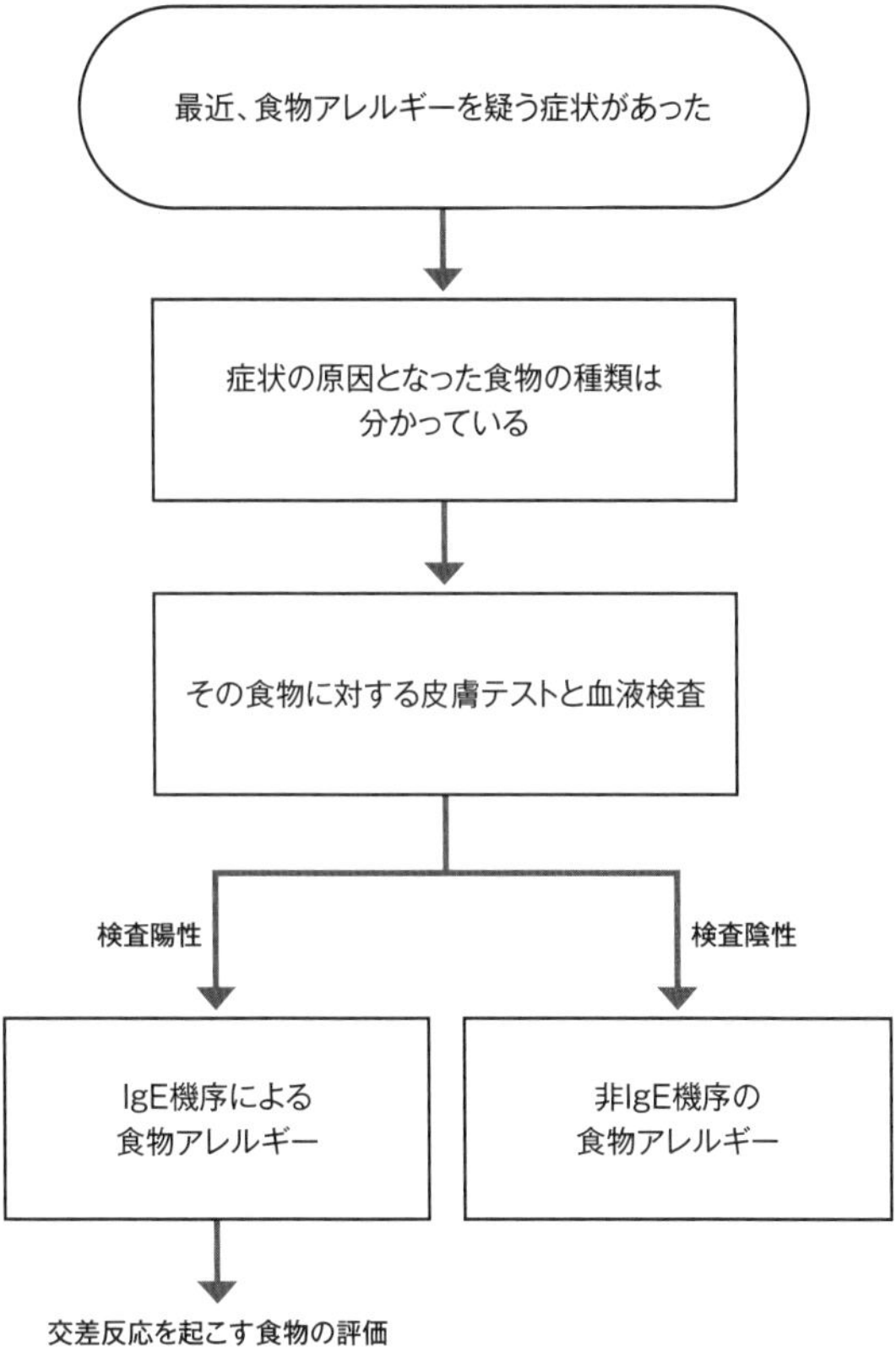

IgE機序の有無が鑑別の最重要事項
そのためには皮膚テストや血液検査は避けて通れない

著者作成

図10　成人食物アレルギー診療の大まかな流れ（原因食物が分かっていない）

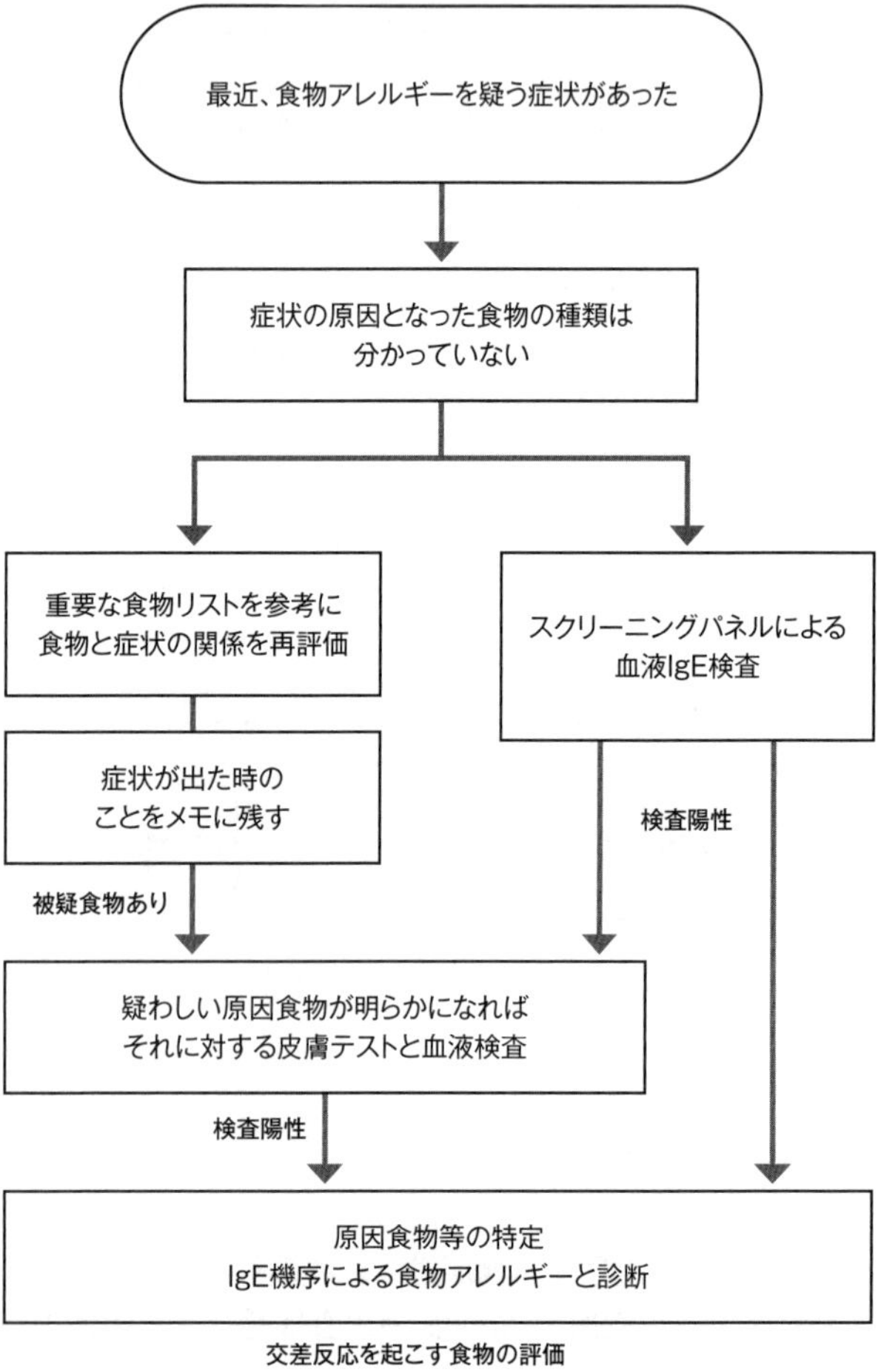

著者作成

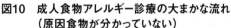

①潜在的にアナフィラキシーのリスクがあることが明確になる
②アレルゲンたんぱく質の交差抗原性の観点から交差反応が予測できる
③抗アレルギー薬などで症状に対処できるとの期待が持てる
④知見が集積されている病態であれば、予後の予測が可能である

このようなメリットがあるので、食物への過敏症状を訴える患者さんの診療では、IgE抗体検査を行うことがとても重要です。

食物アレルギーが発症するまでの流れ――感作と惹起

食物アレルギー（反応）は、感作《かんさ》相と惹起《そう》相という2つの段階を経て発症します。「相」は時相、いわゆるフェーズ（phase）、時間的な局面という意味です。

発症するまでの流れを、次ページの図11で見てみましょう。

第1段階ではまず、食物の成分などアレルギーの原因となるアレルゲンは、口（食べる）、皮膚（触れる）、気道・粘膜（吸う）を介して体内に侵入します。

図11　アレルギーが発症するまでの流れ

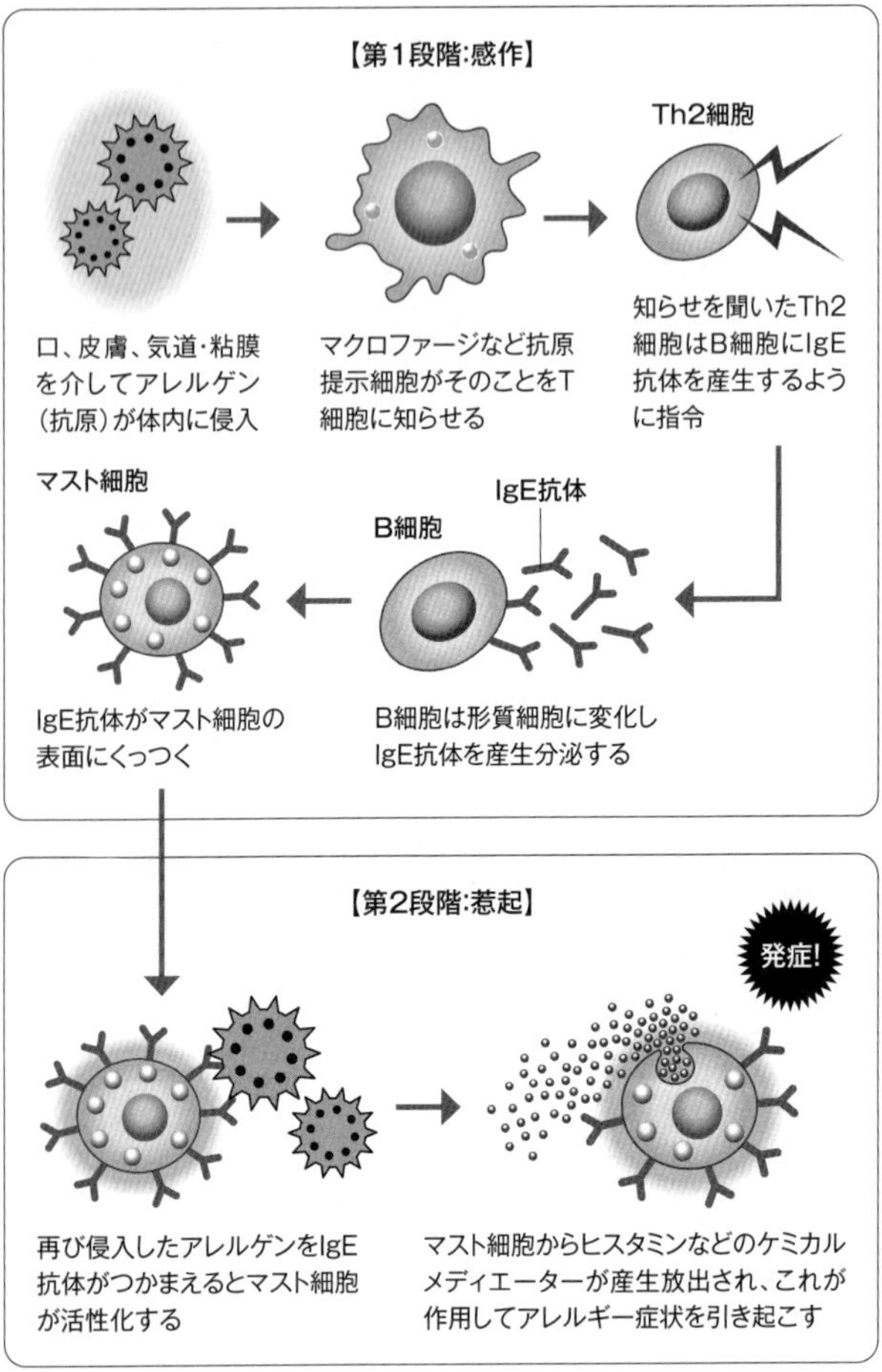
【第1段階:感作】
Th2細胞
口、皮膚、気道・粘膜を介してアレルゲン（抗原）が体内に侵入
マクロファージなど抗原提示細胞がそのことをT細胞に知らせる
知らせを聞いたTh2細胞はB細胞にIgE抗体を産生するように指令
マスト細胞
IgE抗体
B細胞
IgE抗体がマスト細胞の表面にくっつく
B細胞は形質細胞に変化しIgE抗体を産生分泌する
【第2段階:惹起】
発症!
再び侵入したアレルゲンをIgE抗体がつかまえるとマスト細胞が活性化する
マスト細胞からヒスタミンなどのケミカルメディエーターが産生放出され、これが作用してアレルギー症状を引き起こす

Webメディア『いしゃまち』（2016年8月15日　発行／株式会社メディウィル）を参考に作成

すると、マクロファージなど抗原提示細胞がそのことを察知して、同じ白血球の仲間であるT細胞に知らせます。抗原提示細胞は、細菌、ウイルス、がん細胞など体にとっての異物の断片を自分の細胞の表面にくっつけて（抗原提示）、T細胞を活性化させます。

知らせを聞いたTh2細胞（T細胞のうちの2型ヘルパーT細胞）は、Th2細胞と同じリンパ球の一種であるB細胞（白血球）に対して抗体をつくるように指令を出します。B細胞は形質細胞に変化し、そこでつくられ分泌されるのが、IgE抗体です。

このIgE抗体は、次にマスト細胞（mast cell）の表面にくっつきます。マスト細胞は、皮膚、鼻、気管支、目などの粘膜などに存在し、マストはドイツ語で肥え太ったという意味から肥満細胞ともいわれます。

IgE抗体がマスト細胞の表面にくっつくことを「感作」、感作が起こるまでの一連の流れを「感作相」といいます。

しかし、感作しただけでは、まだアレルギー症状は起こりません。その後、第2段階に入ります。

再びアレルゲンが体内に侵入すると、今度はIgE抗体を表面にまとったマスト細胞がアレルゲンを見つけてつかまえてしまいます。それによってマスト細胞は活性化され、ヒスタミン、ロイコトリエンといったケミカルメディエーターが産生され、放出されます。ケミカルメディエーターとは、細胞から細胞への情報伝達に使用される化学物質、化学伝達物質のことです。

これが全身の血管や臓器に作用して、腫れ、かゆみ、くしゃみといった臨床症状として即時型のアレルギー症状を引き起こします。これを「惹起」、症状が引き起こされる一連の流れを「惹起相」といいます。

よく、ハチに刺されてアナフィラキシーを発症したという話を耳にしますが、初めてハチに刺された時に起こるわけではありません。ハチに刺されてハチ毒に対するＩｇＥ抗体を保有した状態になり（感作）、再びハチに刺された時にアナフィラキシーは起こるのです（惹起）。

一方、無害なアレルゲンに対しては、アレルギー症状は出ません。制御性Ｔ細胞（Ｔレグ）と呼ばれるリンパ球が働くためで、これを「免疫寛容」といいます。

このうち「経口免疫寛容」とは、食べたものに対して過剰なアレルギー反応を起こさないという意味で、食物アレルギーの人は、この仕組みがうまくいっていないからだと考えられています。

また、最初にIgE抗体をつくる（感作相の）アレルゲンと、その後にIgE抗体にくっついてアレルギー症状を引き起こす（惹起相の）アレルゲンは、同一である場合と同一でない場合があります。

ハチ毒によるアレルギーの場合は、感作相も惹起相も同じハチ毒のアレルゲンで起こります。

しかし、例えば、カバノキ科花粉アレルギーの人が豆乳を飲んでアナフィラキシーを起こすことはすでに説明した通りです。カバノキ科の花粉と豆乳の原料である大豆は、それぞれに含まれるPR-10（大豆の場合はGlym4）というアレルゲンたんぱく質の構造がよく似ています。最初にIgE抗体をつくる（感作相の）アレルゲンはカバノキ科花粉に含まれるPR-10ですが、食物アレルギー症状を引き起こす（惹起相の）アレルゲンは豆乳の中に含まれるPR-10（Glym4）です。

このように、アレルゲンが同一でなくても、互いに構造が似たたんぱく質がアレルゲンとなって交差反応を起こし、アレルギー症状を引き起こしているのです。

アレルゲンが体内に侵入する経路――腸管感作型と腸管外感作型

食物アレルギーの原因物質であるアレルゲンは、口（食べる）、皮膚（触れる）、気道・粘膜（吸う）を介して体内に侵入すると、これまでくり返し触れてきました。

食物アレルギーというと、以前はアレルゲンが口から体内に入り消化管で吸収される「腸管感作型」が主体と考えられてきました。

これまで毎日食べていて問題がなかった食物を成人になっても食べ続けているうちに、次第にIgE抗体がつくられて感作が成立し、アレルギー症状を起こす場合があります。この腸管感作を起こしやすい原因食物としては、小麦（ω-5グリアジン感作型）、甲殻類が挙げられます。

一方、近年は、口以外のルートから入ってくるアレルゲンによる感作も、食物アレルギーの発症において重要であると分かってきました。口以外のルートをまとめて「腸管外感作」といいます。具体的には、皮膚からアレルゲンが侵入する場合は経皮感作、気道・粘膜から侵入する場合は経気道感作・経粘膜感作と呼びます。

経皮感作は、湿疹などによって皮膚のバリア機能が低下するとアレルゲンが皮膚を通過して表皮や真皮に達し、免疫細胞と反応して起こる感作です。

経気道感作・経粘膜感作は、鼻、気管支、目などの粘膜を介して生じる感作です。

食物アレルギーの原因となり得る環境アレルゲン

成人になってから大量の環境アレルゲンにさらされ、その経皮感作、経気道・経粘膜感作によってＩｇＥ抗体がつくられ、子どもの時になかった食物アレルギーの症状が引き起こされることはよくあります。

環境アレルゲンとは、スギやカバノキ科などの花粉はもとより、ダニの死骸やフンなどのハウスダスト、カビ、動物の毛など、屋内外の環境に存在するアレルゲンを指します。

●花粉

成人の果物アレルギーの人のほとんどは、花粉アレルギーでもあります。花粉アレルギ

表5　主な花粉の飛散時期と飛散量が多い時期（関東地方の場合）

花粉	飛散時期	飛散量が多い時期
スギ	1月中旬〜5月下旬	2月上旬〜4月中旬
ヒノキ	2月上旬〜6月上旬	3月中旬〜5月中旬
カバノキ科（ハンノキ、シラカンバ）	1月中旬〜6月下旬	3月中旬〜4月中旬
イネ科（カモガヤなど）	3月中旬〜10月下旬	4月中旬〜7月 8月〜10月中旬
ブタクサ	8月中旬〜10月下旬	8月中旬〜9月下旬
ヨモギ	8月中旬〜10月中旬	9月上旬〜10月中旬

著者作成

ーの成人が生の果物の摂取によって交差反応を示し、口唇や咽頭粘膜にかゆみや腫れなどの症状が出てしまう花粉－食物アレルギー症候群については、50ページで触れました。

特に、花粉が多く飛散する時期になると果物アレルゲンに対してより過敏になり、果物アレルギーの症状が出やすくなることが知られています。

花粉が飛散する時期や飛散量が多くなる時期は地域によって異なります（表5）。花粉－食物アレルギー症候群の人は、花粉アレルギーの原因となっている花粉が多く飛散する時期には特に、アレルギー症状が出やすい果物の摂取は控えるのが望ましいでしょう。

●ダニ

小麦アレルギーではないはずなのに、お好み焼きやホットケーキといった小麦を原材料にした食品を食べてアナフィラキシーを発症してしまったという例があります。

よく調べてみると、古くなった家庭用のお好み焼き粉やホットケーキミックス粉を使ってしまったようです。開封してから常温で数か月放置したために粉中にダニが繁殖し、ダニの死骸やフン由来のアレルゲンが混入した食品を食べたのが原因というケースは稀ではありません。

海外では、パンケーキ症候群（経口ダニアナフィラキシー pancake syndrome [oral mite anaphylaxis]）と呼ばれています。

検出されるダニの種類で圧倒的に多いのは、ハウスダスト中に存在するコナヒョウヒダニです。このダニへのアレルギーがあり、そのためにアレルギー性鼻炎や気管支喘息を発症していた人が、このようなパンケーキ症候群を発症してしまいます。アナフィラキシーの症状が、ハウスダストアレルギーによる鼻炎や喘息の症状と似ていて、強い鼻閉や喘鳴などが主な症状です。

診断にあたっては、まず本当の小麦アレルギーではないことを確認し、粉モノの食品を食べたために過去にアレルギーを発症したことはないか、ダニ特異的IgE抗体感作が陽性かを確認します。

もし、原因が疑われる小麦粉が残っていれば、直接顕微鏡検査をしてダニが存在するかどうか、その粉を使ったプリックプリックテストで陽性となるかどうかをチェックします。勘違いされやすいのですが、こうした症例はダニアレルギーであって小麦アレルギーではありませんから、小麦の摂取を制限・回避する必要はありません。小麦製品は、開封したら冷蔵庫で保存し、なるべく早く使い切るようにしましょう。

日用品でも食物アレルギーになる

化粧品、石けん、ヘアケア製品、ゴム手袋などの日用品を使っても、食物アレルギーを発症することがあります。

日用品に含まれる食物由来の添加成分が、免疫学的に最も敏感な組織である皮膚や目・鼻の粘膜に濃厚に接触し続けることによって、一部の人は食物由来の添加成分に対して感作されます（ＩｇＥ抗体が陽性になります）。それと食べた食物に含まれるアレルゲンとが交差反応を示し、食物アレルギーが発症してしまうという仕組みです。

化粧品の添加成分による食物アレルギーの発症は、２０００（平成12）年頃から国際的にも報告されています。

先述のように、日本では、石けんの使用が原因で、小麦アレルギーが集団発症するという、前例のない〝旧茶のしずく石鹼事件〟は大きな社会問題となりました。

●ラテックス（天然ゴム製品）

ラテックスと呼ばれる天然ゴムでつくられた手袋を頻繁に使用する医療従事者、ラテックスの尿道カテーテルを使用する患者さん、ご自宅でラテックス手袋を使って頻繁に家事をする主婦（夫）がラテックスアレルギーを発症することは、35ページで触れました。

ラテックスに対して特異的ＩｇＥ抗体を持っている人が、バナナ、アボカド、クリ、キウイ、パイン、イチジク、パパイヤ、モモなどの果物を食べた時に、交差反応によって引き起こされる食物アレルギーが、ラテックス-フルーツ症候群です。

ラテックスと果物との交差反応に大きく関与しているのが、ラテックスの主要アレルゲンであるヘベインという生体防御たんぱく質です。このヘベインと、果物の主要アレルゲンであるクラス1キチナーゼのアミノ酸配列が類似していることが交差反応を起こしやすい理由として考えられます。このメカニズムで発症した場合は、アナフィラキシーなど比較的重篤な症状を起こしやすくなります。

ラテックスIgE抗体の評価は、血液検査やラテックス製品を用いたプリックプリックテストで行いますが、偽陽性になるケースが比較的多いことが知られています。過去にラテックス製品でアレルギー症状が出ていないのに、血液検査で陽性になったからといって、即座に自分はラテックスアレルギーと思い込まないほうがいいでしょう。

近年、血液検査によって、Hev b 6・02というラテックスアレルゲンより特異性が高いアレルゲンコンポーネントの解析が保険診療でできるようになってきました。このHev b 6・02特異的IgE抗体価検査が陽性の人は、本当のラテックスアレルギーだけでなく、ラテックス－フルーツ症候群の可能性も高いといえます。

アレルゲンコンポーネントとは、IgE抗体が反応するアレルゲンたんぱく質のことです。これまで、IgE抗体を証明する検査では、アレルゲンが含まれる材料から抽出したアレルゲンエキス（粗抽出抗原）が使われてきました。しかし、アレルゲンエキスは粗く抽出したもので、質と量ともに多様なアレルゲンたんぱく質の混合物であるため、これを使って何のアレルギーであるかを証明するには不十分でした。

最近では、遺伝子工学の技術が発達し、精製や組み換えによって多くの重要なアレルゲンコンポーネントの特異性が特定され、この特異的アレルゲンコンポーネントが反応する特異的IgE抗体価の測定もできるようになってきました。

こうした特異的アレルゲンコンポーネントの解析によって検査の感度が向上し、今ではより正確なアレルギー診断が可能となったわけです。

症状を引き起こしやすい引き金（二次的要因）がある

食物アレルギーの人の一部には、原因食物を摂取するだけではアレルギー症状は起こらず、ある引き金（二次的要因）が加わって初めて症状が出るケースが見受けられます。

少ない量の食物の摂取でも、より重篤な症状を引き起こす引き金の代表格といえるものが、運動です。原因食物を摂取した後2時間（最大4時間）以内に、運動をした場合にのみ食物アレルギー症状が起こる患者さんがいます。こういう病態を「食物依存性運動誘発アナフィラキシー（FDEIA）」といいます（120ページで詳述）。

この運動以外にも、引き金（二次的要因）として解熱鎮痛剤、その他の薬剤、ストレス・過度の疲れ、女性ホルモン、アルコール摂取などがあります。

食物アレルギーの発作が起きやすくなることを、医学的には、症状が誘発される閾値《いきち》の低下といった言い方をします。閾値とは、限界値、境目となる値のことで、ここでは食物アレルギーの症状を引き起こすのに必要な原因食物の摂取量を意味します。

これらはいずれもアレルギー発症の直接の原因ではないので、食物アレルギーの人は、普段運動をしてはいけない、解熱鎮痛剤を飲んではいけないというわけではありません。ただし、アレルギーがある食物を摂取した時には、これらが引き金となる可能性があるので回避しなければいけません。

●解熱鎮痛剤

ＮＳＡＩＤｓ《エヌセイズ》（非ステロイド性抗炎症薬：non-steroidal anti-inflammatory drugs）と呼ばれるグループに属する解熱鎮痛剤は、食物アレルギーの症状を起こすための引き金（二次的要因）になることがよく知られています。病院で処方される熱さまし（解熱剤）や痛み止め（鎮痛薬）だけでなく、ドラッグストアなどで買えるものも、ほぼすべてがこのグループに属します。原因食物を摂取した時には回避する必要があります。

痛みを和らげたり炎症を抑えたりするＮＳＡＩＤｓは、投与されると腸管の上皮細胞のバリア機能が破綻して腸管粘膜の透過性（物質の通しやすさ）が亢進《こうしん》するために、食物アレルゲンなどの有害物質が侵入しやすくなると考えられています。そのために、食物アレルギーの発作が起こりやすく、重篤化しやすくなります。内服ではなく湿布を貼っても、このような影響が多少は出ますので、一定の注意を払いましょう。

ただし、ＮＳＡＩＤｓのグループに属するセレコキシブという非ステロイド性消炎・鎮痛剤や、グループには属さないアセトアミノフェンという解熱鎮痛剤は、引き金（二次的要因）にはほとんどならないと考えられています。

●その他の薬剤

NSAIDs以外でも、食物アレルギーの引き金（二次的要因）になり得る薬剤があります。βブロッカー（高血圧治療製剤）、ACE阻害薬（血圧降下剤）、H2ブロッカーやPPI（胃酸分泌抑制薬）、ピル、ホルモン補充療法などに使用される女性ホルモン薬などがそれにあたります。

βブロッカーとACE阻害薬の内服により、アナフィラキシーが起こった時に、より症状が重篤になりやすくなると考えられています。

胃薬であるH2ブロッカーやPPIの内服も、食物の消化を妨げるために食物アレルギーの発作が起こりやすくなり、長期に内服すると食物アレルゲンの感作リスクが上昇したという報告もあります。食物アレルギーの人は、これらの薬剤の投与には注意が必要です。

●ストレス、過度の疲れ

特に成人は、仕事や勉強が忙しかった、忙しくて徹夜が続いていた、精神的ショックを受けたなど肉体的・精神的な強いストレスにさらされている時には、明らかに食物アレルギーを発症しやすくなります。

●女性ホルモン

一般論として、女性のアレルギー症状はホルモンの状態と密接に関連しています。女性ホルモンの影響が強く、生理前や生理開始直後に食物アレルギー症状を起こしやすいと訴える人が多くいます。

また、近年、子宮内膜症や月経困難症などに対してピルが処方されるケースが増えています。ホルモン補充療法などでの女性ホルモン薬の使用によって食物アレルギーを発症しやすくなる事例は、臨床で時折経験しています。

●アルコール摂取

酒（エチルアルコールが含まれる飲料）を飲むと、運動した時やＮＳＡＩＤｓを内服した時と同様に、食物アレルギーの症状が起こりやすくなります。

第4章　よくあらわれる症状とは

症状には3つのタイプがある

成人食物アレルギーではさまざまな症状が起こりますが、その特徴から、通常の即時型症状、特殊型の食物依存性運動誘発アナフィラキシー（FDEIA：food-dependent exercise-induced anaphylaxis）と、特殊型の口腔アレルギー症候群（OAS：oral allergy syndrome）の3つにタイプに分類できます（114ページの表6）。

子どもの食物アレルギーでは即時型の頻度が高いのですが、成人では、食物依存性運動誘発アナフィラキシーや口腔アレルギー症候群といった特殊型の症状が増えるのが特徴です。

成人食物アレルギーは乳幼児の食物アレルギーに比べて多様なため、次のような3つの軸で整理すると理解しやすいでしょう。

①原因となる食物は何なのか
②臨床による病型（タイプ）は、即時型か、特殊型（FDEIA、OAS）か

③発症のメカニズム（感作ルート）は経口か、経皮か、経粘膜か

すぐに症状が出る「即時型」

即時型食物アレルギーの症状は、原因となる食物を摂取した後、通常2時間以内にさまざまな臓器で起こりますが、最も多いのは摂取後30分以内です。

即時型食物アレルギーの中で稀に、食後4時間、例外的に食後4時間以上経って症状が出る場合があります。納豆によるアナフィラキシー、一部のアニサキスアレルギー、マダニ咬傷関連の獣肉アレルギーの3つは、消化管からアレルゲンが吸収されるのに時間がかかるために、食後4時間以上経って症状が出ると考えられます。

第2章で述べた納豆によるアナフィラキシーは、納豆を食べた後5〜14時間後に全身性のアレルギー症状が出ることが多くあります。原因は、納豆の粘り成分であるポリガンマグルタミン酸にあります。

先述のアニサキスアレルギーは、魚介類に寄生している回虫の仲間の寄生虫アニサキスに対するアレルギーにより症状を引き起こすものです。アニサキスの寄生率が高いイカ、

表6　成人食物アレルギーで起こる症状は3タイプ

タイプ名	通常の即時型症状	特殊型の食物依存性運動誘発アナフィラキシー（FDEIA）	特殊型の口腔アレルギー症候群（OAS）
症状のあらわれ方	じんましん、アナフィラキシーなど	食べて運動した時にアナフィラキシー	口腔・咽頭に限局するかゆみ、腫れ
頻度の高い発症年齢	乳児期〜成人期	学童期〜成人期	幼児期〜成人期
頻度の高い原因食物	乳児〜幼児：鶏卵、牛乳、小麦、ピーナッツ、木の実類、魚卵など 学童〜成人：甲殻類、魚類、小麦、果物類、木の実類など	小麦、エビ、果物など	果物、野菜、大豆など
アナフィラキシーショックの可能性	高い	とても高い	低い

『食物アレルギーの診療の手引き2020』（「食物アレルギーの診療の手引き2020」検討委員会）

サバ、アジなどを、寿司や刺身など生で食べる習慣があるため、日本での有病率は高いといわれています。

マダニ咬傷関連の獣肉アレルギーは、マダニに咬まれた傷から体内に入った唾液に含まれる糖鎖α-Galに感作された人が、さらに糖鎖α-Galを豊富に含む獣肉を食べた後3〜6時間後に発症します。

圧倒的に多いのは皮膚症状

食物アレルギーは、「食べる」「吸う」「触れる」といった経路で食物に含まれるアレルゲンが体内に入ったために生じるものです。

引き起こされる症状は、皮膚・粘膜系、呼吸器系、消化器系、循環器系に分かれます（次ページの表7）。

このうち、即時型成人食物アレルギーの症状として圧倒的に多いのは皮膚症状で、次いで呼吸器症状、粘膜症状、消化器症状、ショック（循環器）症状の順で続きます（117ページの図12）。

表7　即時型食物アレルギーにより引き起こされる症状

皮膚・粘膜系	〈皮膚〉 紅斑（赤み）、じんましん、血管浮腫（腫れ）、 瘙痒《そうよう》（かゆみ）、灼熱感 〈粘膜〉 眼症状＝結膜充血・浮腫、瘙痒、流涙、眼瞼浮腫（まぶたの腫れ） 鼻症状＝鼻汁、鼻閉、くしゃみ 口腔咽頭症状＝口腔・咽頭・口唇・舌の違和感・腫脹（むくみ）
呼吸器系	喉頭違和感・瘙痒感・絞扼《こうやく》感（締めつけ感）、嗄声《させい》（声のかすれ）、 嚥下困難（飲み込みにくい）、咳嗽《がいそう》、喘鳴（呼吸時に音がする）、 胸部圧迫感、呼吸困難、チアノーゼ
消化器系	悪心（気持ちが悪い）、嘔吐、腹痛、下痢
循環器系	血圧低下、頻脈、徐脈（脈拍の減少）、不整脈、四肢冷感、 蒼白（末梢循環不全、顔色が青い）

『食物アレルギーの診療の手引き2020』（「食物アレルギーの診療の手引き2020」検討委員会）

『厚生労働科学研究班による 食物アレルギーの栄養食事指導の手引き2017』厚生労働科学研究費補助金 難治性疾患等政策研究事業 免疫アレルギー疾患等政策研究事業（免疫アレルギー疾患政策研究分野） 食物アレルギーに対する栄養・食事指導法の確立に関する研究

図12　即時型食物アレルギーの症状の出現頻度

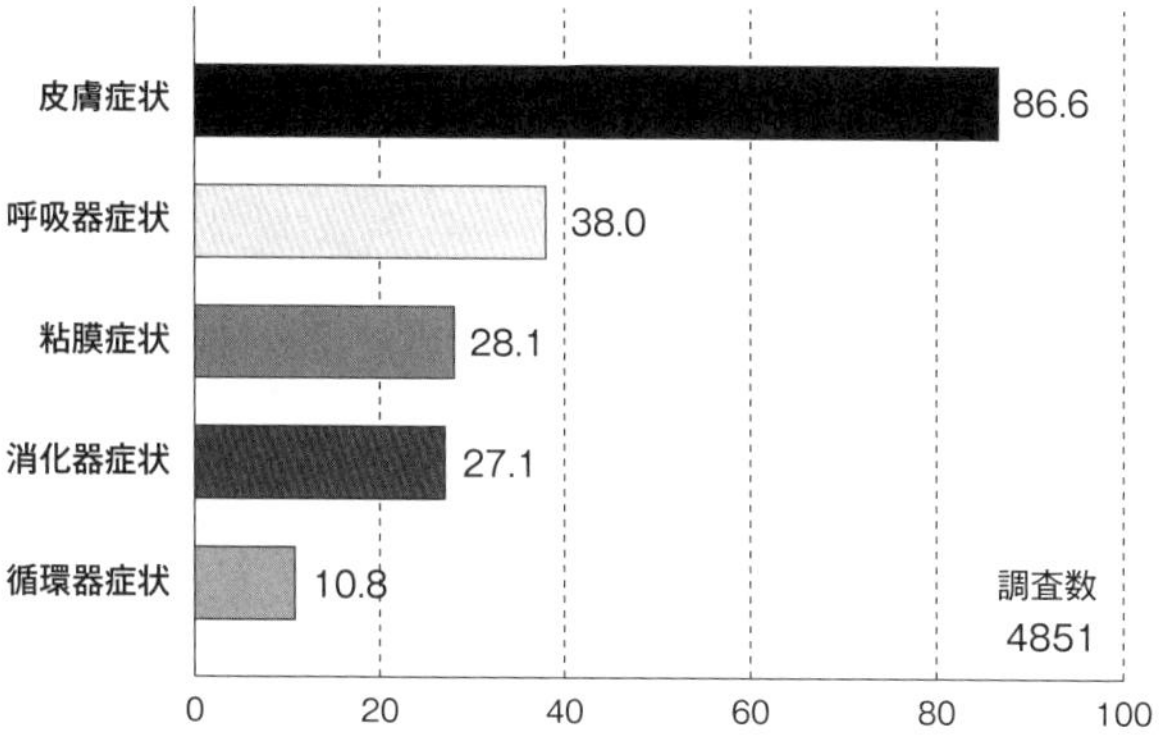

『食物アレルギーの診療の手引き2020』(「食物アレルギーの診療の手引き2020」検討委員会)

皮膚症状がない、あるいはきわめて軽微にもかかわらず、アナフィラキシーなど全身に及ぶ深刻なショック症状に至る場合も稀ではありません。

アレルギー症状の程度は、その時の体調によっても違います。108ページでも触れたように、寝不足や疲れ、他の疾患での鎮痛薬の服用などは、症状をより悪化させる要因になります。万が一重い症状が出た時の対処法を、あらかじめ医師に確認しておきましょう。

最も重症で、一刻を争うアナフィラキシー

アナフィラキシーは、食物を摂取した後

にアレルゲンが体内に侵入し、皮膚、呼吸器、消化器などの臓器に複数かつ同時に、全身にわたってアレルギー症状が起きるもので、最も重症です。

症状は急速に悪化して、血圧の低下や意識障害、失禁などを伴うショック状態に陥る危険性があります。生命に関わりますから、一刻を争います。

アナフィラキシーの治療に最も有効とされるのが、アドレナリン自己注射薬エピペン®です。アナフィラキシーの既往がある、あるいはリスクの高い患者さんに処方されるもので、アレルギー症状の進行を止め、気道の拡張や血圧の低下を改善するなどして、医療機関を受診するまでの間に症状の進行を一時的に緩和する補助治療薬です。

次のような症状が1つでもあったらアナフィラキシーショックが疑われますので、処方されている人はすぐに打つべきです。

その症状とは、犬が吠《ほ》えるような咳、持続する強い咳き込み、声のかすれ、息がしにくい、喘鳴、くり返す嘔吐、我慢できない腹部の痛み、喉や胸が締め付けられる、唇や爪が青白い、脈が触れにくい、脈が不規則、意識がもうろうとしている、ぐったりしている、尿や便を漏らすなどです。

図13　アナフィラキシーの初期対応

症状を確認する
安静にした状態で、出ている症状とバイタルサイン（呼吸・脈拍・体温・血圧・意識レベルなど）を確認する

↓

エピペン®を注射する
エピペン®（アドレナリン自己注射薬）が処方されていたら、直ちに太ももの前外側に打つ。注射器を握り、太ももに垂直に当てて強く押し付けるようにして打つ

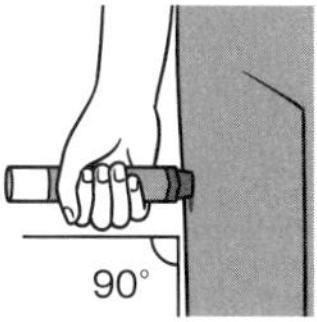

↓

救急車を呼ぶ
アナフィラキシーが疑われることを救急隊員に伝える

↓

足を高くして寝かせる
救急車が到着するまで、仰向けに寝かせて30㎝程度足を高くし血液の循環を確保する。呼吸が苦しい時は少し上体を起こし、吐いている時は顔を横向きにする

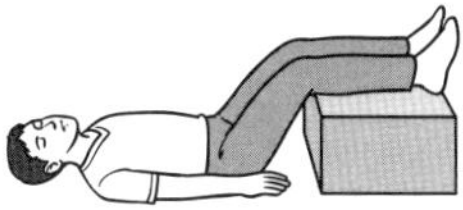

↓

救急車で搬送する
医療機関で必ず受診する

『食物アレルギーの診療の手引き2020』（「食物アレルギーの診療の手引き2020」検討委員会）

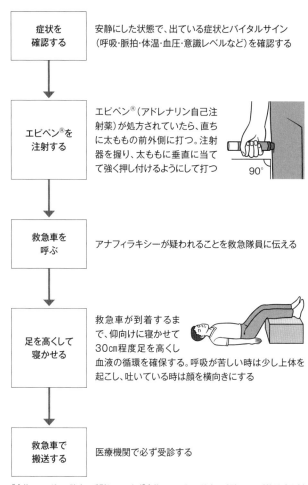

エピペン®を打ったら、すぐに救急車を呼び、医師を受診するなど、適切な初期対応が必要です（前ページの図13）。保育所や学校などにおいて本人がエピペン®を打てない時は、その場に居合わせた人が本人に代わって打っても医師法違反にはなりません。

成人食物アレルギーに多い2つの病型

成人食物アレルギーのうちの特殊型に入るのが、食物依存性運動誘発アナフィラキシーと口腔アレルギー症候群です。

●食物依存性運動誘発アナフィラキシー（FDEIA）

原因となる特定の食物を摂取した後2時間から最大4時間以内に、ランニングなどの運動をするといった二次的要因によって、即時型食物アレルギー反応からアナフィラキシーをきたす疾患です。学童期から成人まで、幅広い年齢層に見られます。

加水分解小麦を含んだ〝旧茶のしずく石鹼〟の使用により、多くの人が発症したのも小麦依存性運動誘発アナフィラキシーでした。

運動によってなぜアレルギー症状が出やすくなるのか、そのメカニズムはすべて明らかになってはいませんが、腸管の透過性（物質の通しやすさ）が亢進し、未消化のアレルゲンが吸収されて血液に流入してしまうのが最も大きな要因と考えられています。

ちなみに、食物に関係なく運動しただけでアナフィラキシーを発症する運動誘発アナフィラキシーという疾患もありますが、きわめて稀です。

食物依存性運動誘発アナフィラキシーを発症した患者さんで、原因食物がなかなか同定できないことは珍しくないのですが、運動自体をやめてしまう必要は通常ありません。

●口腔アレルギー症候群（OAS）

原因食物を食べた後、唇、口の中、咽頭といった口腔粘膜に限って、かゆみ、イガイガ、ヒリヒリした痛み、腫れ、血管浮腫といった症状があらわれる、成人がかかりやすい特殊型の食物アレルギーです。

51ページまたは第2章で述べたように、カバノキ科花粉アレルギーの成人が、バラ科の果物（リンゴ、サクランボ、モモ、ナシ、イチゴ、プラム）を生で摂取したためにアレルギー症状を引き起こすケースが多くあります。

症状が口腔内に限定され全身に至らないのは、アレルゲンが胃液や消化酵素に弱いため、小腸に到達する前に容易に消化されてアレルゲン性が失われてしまうからです。

とはいっても安心はできず、時にはモモや大豆（特に豆乳）によって、アナフィラキシーショックなど重篤な全身症状を引き起こすことがあるので注意しなければなりません。

原因食物の果物や野菜を除去するのが治療の基本ですが、加工品や加熱処理をしてあると症状が出にくくなるため、食べられる可能性もあります。

第5章　検査・診断はどのような流れで行うか

アレルゲンを特定するのはむずかしい

ここまで読み進めていただいて、あらためて食物アレルギーはあらゆる意味で実にやっかいで一筋縄ではいかない疾患であることがお分かりでしょう。

症状はかゆみ、吐き気などさまざまですし、皮膚や消化器、呼吸器など多様な臓器にあらわれます。似たような症状でも、食物アレルギーではなく食物に対する過敏反応という場合もあります。

食物アレルギーだからといって、発症の原因となるアレルゲンが食物に含まれているものだけとは限りません。アレルゲンが1つの場合もあれば複数の場合もあります。

よく行われる血液検査と皮膚テストでは、その結果が症状と一致しない場合もあります。血液検査で陽性と出ても、その食物が食べられないと決まったわけではありません。

こうしたことなどから、食物アレルギーのアレルゲンを特定するのはとてもむずかしいというのが実情です。

しかし、いくらむずかしいからといって、アレルゲンを特定し、症状を引き起こすリスクを正しく判断して食物アレルギーの確定診断ができなければ、どのように治療や改善をしたらいいのか、何を食べたらダメで何を食べてかまわないのかを知ることができません。

正しい診断なくして正しい治療なし――。

治療はやみくもに、当てずっぽうで進めるわけにはいきません。診断と治療がセットになって、診療という行為が成り立つのです。

本章では、食物アレルギー症状を訴える人に対して、どのように検査を進めて確定診断に至るかを解説します。

検査・診断はアレルギー診療の経験豊かな医師が行うのがベスト

食物アレルギーかどうかを的確に検査・診断するにはどうしたらいいのでしょうか。

そのためには、食物アレルギーの患者さんを多く診療している経験豊かな医師を受診するように強くすすめます。特に、成人食物アレルギーの診断・治療には、専門的な知識が必要になるからです。

中でも、アナフィラキシーをくり返しているが原因が特定できない場合や、除去している食物が多種あって長期的な栄養状態に心配がある場合は、なおさらです。

診療経験が豊富な医師を、患者さん自身で探すのは簡単ではないかもしれません。その場合は、かかりつけ医に相談するか、「都道府県アレルギー疾患医療拠点病院」(https://allergyportal.jp/facility/)を受診して相談するのがいいでしょう。

現在、成人の食物アレルギーを診療している専門医の数はごく限られています。事前に、医療機関に自分の症状を伝えて対応してもらえるかどうかを確認してから受診することをおすすめします。

検査は詳細な問診(病歴聴取)から始まる~専門医からのお願い

相模原病院の場合は、食物アレルギー外来を訪れた患者さんに対して、まずは詳細な問診(病歴聴取)を行います。初診の時間枠はおよそ45分です。

診断にあたって私が最も重要視しているのは、問診の内容です。検査結果ではないのです。一般論として、医学検査はどんなものであっても、それだけで100%病気を言い当てるのは困難です。これまでどういう症状があったのかという情報と検査結果を組み合わせて初めて正確な診断ができるのです。

患者さんの中には、「何となく調子が悪い」と言うだけで具体的な症状をお話しいただけない方がいらっしゃいますが、それでは診断のしようがありません。

私が問診で知りたいのは、次の7つのポイントです。

ポイント① これまでのアレルギー経験

可能であれば、これまでに経験した成人食物アレルギーすべてのエピソードについて、何時に、何を食べて、何時頃に症状が出始めたか、特に132ページの表9に挙げたような原因として頻度の高い食物を摂取したのかしなかったのかなどを、クローズドクエスチョン（closed question：選択肢を用意して、その中から選ばせる）で聞きます。

ポイント② 直近のエピソードと最も症状が重かったエピソード

エピソードがきわめて多い場合には、直近の3回程度に絞り、加えてこれまで最も症状が重かったエピソードについて詳細に聞きます。記憶があいまいな、かなり昔のことまですべて聞くのは限界があり、時間だけかかって非効率的だからです。

ポイント③　それぞれのエピソードの症状の時間経過

どんな症状から始まり、どのような時間経過でどのように進行したか、その後いつ改善したかを細かく聞きます。

ポイント④　特定の食物と症状との関係

特定の食物摂取と症状の出現との間に再現性（所定の条件や手順のもとで同じ事象がくり返し発生したり観察されたりすること）があるか、あらわれた症状の内容にも再現性があるかを聞きます。

ポイント⑤　皮膚症状は膨疹かその他の湿疹か

皮膚症状は、どこにどのように出たのかを必ず聞きます。膨疹は、通常は半日後にほぼ消退するものです。IgE抗体による食物アレルギーで同じ場所に数週間にわたって湿疹

表8　症状から連想される原因食物や病態

症状	連想される原因食物や病態
口腔、咽頭、 口唇粘膜の刺激感、 かゆみ・腫れ±耳のかゆみ	果物・野菜(花粉－食物アレルギー症候群)
眼瞼腫脹	旧茶のしずく石鹼による小麦アレルギー Gly m 4による大豆アレルギー HMWグルテニン感作型小麦アレルギー 果物アレルギー(特にGRP感作型)
全身性膨疹	ω-5グリアジン感作型小麦アレルギー
消化器症状の強い 全身性アナフィラキシー	アニサキスアレルギー
鼻閉＋喘息発作	パンケーキ症候群(経口ダニアナフィラキシー)

著者作成

が残ることは通常ありません。即時型食物アレルギーの症状か、あるいはそれ以外のメカニズムによる症状かを鑑別するのに重要です。

ポイント⑥　エピソードごとの4つの症状の有無

次の4つの症状の有無を聞きます。

1　皮膚症状の有無とその性質や状態(膨疹、発赤など、その部位)

2　呼吸器症状の有無(呼吸困難、咳、喉頭狭窄《きょうさく》感《かん》など)

3　消化器症状の有無(腹痛、下痢、吐き気など)

4　血圧低下とその関連症状の有無（ふらつき、眼前暗黒感、意識消失など）

特に問題となった食事の後の運動や入浴、食事前のNSAIDsやその他の薬剤の内服、アルコールの摂取、過度な疲労の有無などを、クローズドクエスチョンで聞きます。

ポイント⑦　何か引き金（二次的要因）はなかったか

こうして、7つのポイントを踏まえて成人食物アレルギーの症状を詳細に聴取すれば、原因食物や病態が想起できます（前ページの表8）。

ここで、アレルギー診療医としてのお願いがあります。どの医療機関でも、初めて受診するにあたって必ず予診票（問診票）の記入を求められるはずです。

しかし、これら7つのポイントについて、病院に着いてから、いろいろ思い出しながら書くのは大変な労力ではないでしょうか。

できれば、受診する前日までに、ポイントごとの詳細な回答を紙に書いてまとめ、当日提出していただくようにすると、より効率的で確実な診断につながるはずです。

原因食物が思いあたらない時は

食後に即時型アレルギー症状が出たが、原因となる食物が不明ということで受診される患者さんは多くいます。

その場合、はじめに問診によって症状が出る直前に何を食べたかを確認し、食物をある程度絞り込んで血液検査を行い、それらの食物に対してＩｇＥ抗体があるかどうかを評価して原因を明らかにするというのが全国の医療機関の一般的な診療の流れです。

しかしながら、個人的な臨床経験からすると、この方法はあまりうまくいかない印象があります。食べたものがきわめて多種多様であったり、何を食べたかをはっきり覚えていなかったりすることも多いからです。

そこで私は、成人食物アレルギーの原因である可能性の有無を効率良く確認できるようにするため、原因としての頻度が高い食物のリストを作成しました（次ページの表９）。

アレルギー症状が出たが原因食物が分からない場合に、このリストに基づいて、それを

表9　原因食物が分からない時にチェックすべき食物リスト

〈基本的に症状が起こった2時間前までに食品を摂取していたかどうかチェック〉

頻度の高いもの	頻度は高くないが 見逃したくないもの
小麦 果物（と野菜） 豆乳、枝豆、もやしなどの新鮮な豆製品 甲殻類 木の実類 スパイス アニサキス（魚介類摂取後の アナフィラキシーとして）※	納豆※ コチニール色素 エリスリトール 獣肉※ ダニで汚染された食品

※アニサキス、納豆、獣肉は、半日前までに食べていなかったかどうかチェックする

食べたかどうかをチェックし、食べていたらその食物に対するIgE抗体検査を行います。このようにすれば、原因食物などを特定しやすく、複数の原因食物が原因となっていてもそれを見逃しにくくなります。

このリストによって、これまでに全外来患者さんの80％程度の原因食物がカバーできました。この中に思いあたるものがあったら、ぜひ専門医に伝えてください。

アレルゲンを特定する血液検査と皮膚テスト

食物アレルギーの原因となるアレルゲンを特定するための代表的な検査法として、血液検査と皮膚テストの2つがあります。

血液検査……ＩｇＥ抗体検査（正式には血中抗原特異的ＩｇＥ抗体検査）
皮膚テスト……プリックテスト
　　　　　　プリックプリックテスト

最初のスクリーニング検査としてよく行われるのが、ＩｇＥ抗体検査と呼ばれる血液検査です。スクリーニングとは、「選別」「ふるい分け」といった意味です。疑わしい個別の食物ごとに、どのくらいのＩｇＥ抗体価があるかを知るためのものです。

皮膚テストは、アレルゲンと疑われる物質を、皮膚や粘膜の下にあるマスト細胞と反応させて、赤く腫れる程度によって陽性かどうかを判定するものです。血液検査と並んで実地臨床でよく用いられています。

プリックテストは、原因が疑われる食物のアレルゲンエキスを皮膚に1滴のせて、ランセット針と呼ばれる専用の針で皮膚を刺して（プリック）小さな傷をつけ、エキスを皮膚にしみ込ませる方法です。15分後に腫れが出たら、陽性と判定されます。ＩｇＥ抗体が関

図14　プリックテストの方法

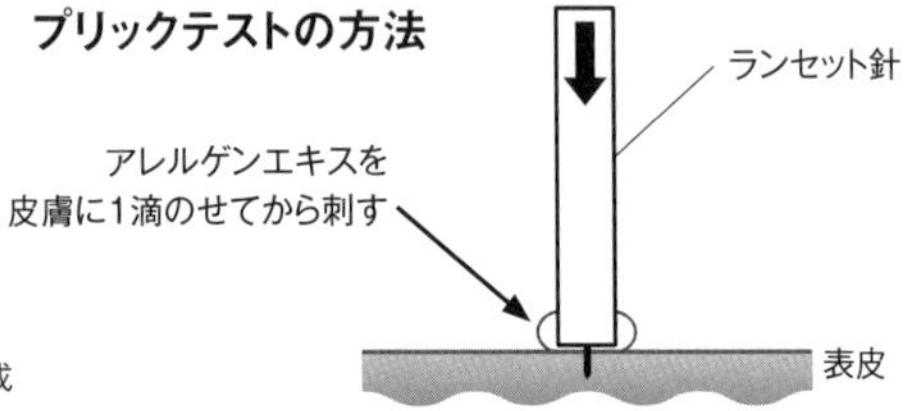
ランセット針
アレルゲンエキスを
皮膚に1滴のせてから刺す
表皮

著者作成

プリックプリックテストの方法

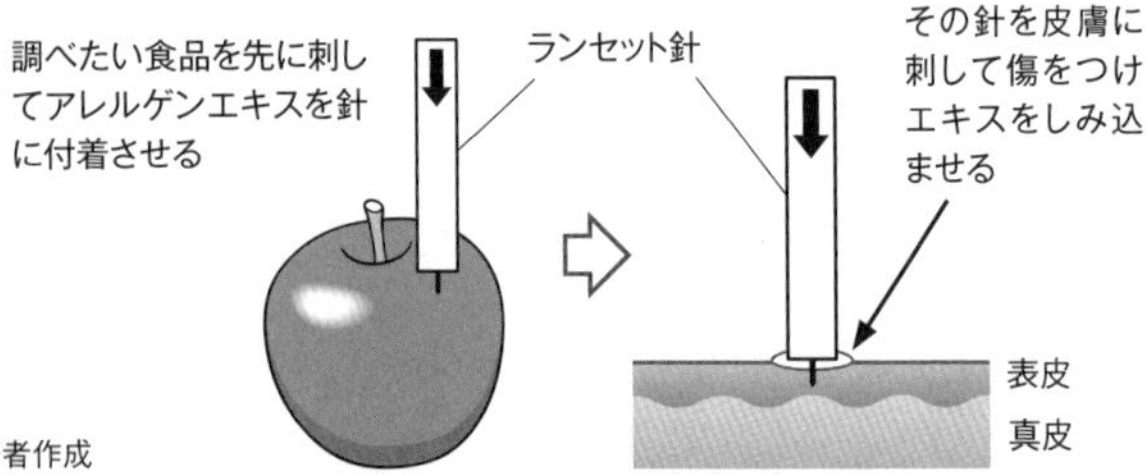
調べたい食品を先に刺し
てアレルゲンエキスを針
に付着させる
ランセット針
その針を皮膚に
刺して傷をつけ
エキスをしみ込
ませる
表皮
真皮

著者作成

与する即時型アレルギーの原因を探すのによく使われる検査法です。

プリックプリックテストは、プリックテストと類似していますが、先に調べたい食品にランセット針を刺してその針にエキスを付着させてから、その針で皮膚に小さな傷をつけて腫れが出るかどうかを判定するものです（図14）。

成人食物アレルギーの診断にあたっては、原則として、血液検査と皮膚テストを一緒に行うのが望ましいとされています。

ただし、注意しなければならないのは、「血液検査も皮膚テストも、その結果は、

図15　検査結果と症状に基づくアレルギー判定のルール

IgE抗体検査		症状		
陽性	＋	食べると出る	→	食物アレルギーと診断 食物の除去・回避は必要
陽性	＋	食べても出ない	→	食物アレルギーではない 食物の除去・回避は必要ない
陰性	＋	食べると出る	→	非IgE機序の症状の可能性がある もしくはIgE抗体検査をやり直すなど 食物の除去・回避は必要

「検査が陽性＝食物アレルギー」とは限らない

症状の有無は、負荷試験や問診（病歴聴取）による

実際にそれらを食べた時の症状と100％一致するわけではない」ということです。

検査で陽性と出ても問題なく食べられる場合や、逆に陰性と出ても食べると症状が出てしまう場合もあります。検査の結果と、実際に起こっている症状を総合的に判断しながら、アレルギーの本当の原因物質、何を食べていいのか食べないほうがいいのかを判定しなければなりません。

基本的な判定のルールを上の図15に示しましたが、実はこの判定は必ずしも簡単にできるものではありません。可能な

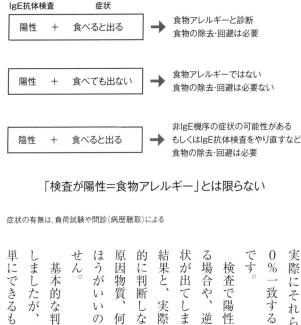

限りアレルギーに詳しい医師に判断してもらうのがいいでしょう。

実際には毎日のように問題なく食べているのに、検査の結果が陽性だったからという理由で、その食物を食べるのをやめてしまうような患者さんの自己判断は、決してしないように強く願っています。

アレルギー症状が出た時のことをメモしておく

問診やひと通りの検査をしても原因食物が分からない時には、摂取した食事内容と症状との関係を検証するために、患者さんに、食物アレルギーの症状が出た時のことを書いたメモを残していただくようにお願いしています。

毎日毎食の食事内容と症状を詳細に記録していただくのが理想なのかもしれませんが、それが数か月にわたると、多くの患者さんにとって負担になりますし、記録する内容も大雑把になりやすいのは否めません。

そこで、メモを残すのはアレルギー症状が出た時に限り、すべての食材、調味料を含め、どこで何時に何を食べたかなど直前の食事の内容と、どのような症状が出たか、その日の

図16　アレルギー症状が出た時のメモの例

2022年◯月◯日　風が強い晴れた日

この日は前日から仕事が忙しく、ほとんど眠れていなかった

21:00
スーパーで買ってきた惣菜のエビのから揚げ、インスタントスープ、米を食べた。エビのから揚げは頭から殻ごと食べた

21:30
この頃から腹痛、じんましんが出て急いで手持ちの薬を飲んだ

22:00
息苦しさも出てきた。救急車を呼んだ

23:00
病院で点滴を開始

24:00
すべての症状がなくなった

買ってきた惣菜の食品表示	インスタントスープのラベル
写真	写真

著者作成

体調はどうだったか、起床や就寝時間、入浴時間といった生活記録、内服した薬剤などをできるだけ詳しく書いておいていただきます（前ページの図16参照）。

食物アレルギーの症状は、多くても週に1回程度、通常は月に1回、年に数回という頻度で生じるため、毎日書き続けるよりメリハリをつけたほうが現実的です。

原因食物がどうしても絞り込めない時は

成人食物アレルギーの原因となる候補が絞り込めていれば、それに対する血液検査や皮膚テストでＩｇＥ抗体感作を評価できます。

しかし、原因がどうしても絞り込めない時はどうするか。当てずっぽうで検査をくり返すわけにはいきません。

そこで、検査する項目として、原因としての頻度が高い12のアレルゲンにまずはターゲットを絞ります。これらの12のアレルゲンに対するＩｇＥ抗体価を網羅的に測定して、陽性だった時に、6項目のうちのどの食物アレルギーにあてはまる可能性が高いかを示したパネルを作成しました（左ページの表10）。

表10　原因が分からない時にまず行うIgE検査の項目

検査する項目 太字は特に重要な項目	陽性の時に可能性が高い 食物アレルギー
花粉 （スギ、**ハンノキ**、**カモガヤ**、**ブタクサ**、**ヨモギ**）	花粉－食物アレルギー症候群 （果物・野菜）
アニサキス	アニサキスアレルギー
ダニ	パンケーキ症候群 （経口ダニアナフィラキシー）
ラテックス	ラテックス－フルーツ症候群
小麦、**グルテン**、**ω-5グリアジン**	小麦アレルギー
エビ	甲殻類アレルギー

1人の患者さんに2つ以上のアレルゲンがあったり、2つ以上の病態を合併していたりすることもあるので、このスクリーニングパネルを使えば漏れや見落としも少なくなります。おかげで、患者さんの70％ぐらいの食物などがスクリーニングできるようになりました。

このパネルで陽性の項目があれば、原因となる食物などが絞り込め、さらに詳細な問診と血液検査や皮膚テストを追加で行えば診断を確定できます。

すでに特定の食物を除去している時は

以前に医師から特定食物の除去を指示された、あるいは、自己判断で特定食物を除去していて、今後も継続すべきかどうかを相談するために受診する患者さんも多くいます。

ここで問題なのは、いつから除去を始めたか、いつまで症状が出ていたかです。

比較的最近、除去している食物を間違って食べてしまって症状が出てしまったという患者さんの場合は、当然除去を継続しなければいけません。

一方で、例えば、5年以上前に症状はあったものの、最近の1年ぐらいに間違って食べてしまっても症状が出ていない患者さんの場合、食物アレルギーが改善している可能性もあります。そのような場合には、過去にアレルギー症状が出た時の状況を詳しく問診した上で、それがIgE機序による食物アレルギーと考えられる場合には、IgE抗体検査を行って現在の感作状況を確認します。

その結果、IgE抗体が陰性か、陽性でも反応が弱い場合は、すでにその食物を除去する必要がなくなっている可能性があります。再び食べられるかどうか、患者さんの希望があれば、後述する経口食物負荷試験を行って確認します。

時に、一度も症状が出ていなかったのに、血液検査が陽性であったという理由だけで、特定の食物を除去している患者さんがいます。このような場合は、最初から除去する必要がなかった可能性もあります。血液検査や皮膚テストを行い、現在のアレルギーの状況をチェックして、食べられそうだと判断したら摂取再開を検討します。

ただし、長い間除去していた食物を再開する場合、重篤なアレルギー症状を引き起こす可能性を考慮し、多くは医師の面前で、食べる量を少量から始めて徐々に増やすようにしています。

成人における経口食物負荷試験

食物アレルギーの確定診断、耐性を獲得しているかどうかの判断、安全に食物が摂取できる量の決定、症状を引き起こすリスクの判断といった目的のために、経口食物負荷試験を行う場合があります。

経口食物負荷試験とは、原因として考えられる食物を実際に食べてみて、アレルギーの症状が出るか出ないかを確認する検査です。この試験に精通した医師の指導のもとに、慎重に行う必要があります。

何を食べるかが分かった上で行う「オープン法」、思い込みで症状を訴えないように、何を食べているか分からないようにして食べる「ブラインド法」などがあります。ブラインド法には、患者さん本人だけが分からない「シングルブラインド負荷試験（単盲検法）」と、医師や看護師も分からない「ダブルブラインドプラセボコントロール負荷試験（二重盲検法）」の2種類があります。

経口食物負荷試験は、特に子どもの食物アレルギーの診療ではとても重要な検査です。子どもの場合、血液検査などで食物に対するＩｇＥ抗体価が陽性になるが、実際は問題なく食べられるというケースもよくあります。また、子どもは自分の身に起こった症状を詳細に説明できません。検査結果だけを頼りに食物除去を行うと、過剰な除去になりがちです。

もちろん成人でも、経口食物負荷試験は食べて出る症状を直接的に評価できる唯一の検査であり、重要であることには変わりはありません。

しかし、成人の場合は、経口食物負荷試験の必要性は子どもほど高くはありません。なぜなら、成人にはより詳細な問診ができるために食物を摂取した時の反応が予測しやすく、血液検査と皮膚テストを組み合わせればアレルゲンを特定しやすいからです。

臨床で、成人に対して経口食物負荷試験を行うケースとして多いのは、長期に特定の食物を除去していたけれども、今は食べられそうという状況において、本当に安全に摂取できるかどうか確認する時です。

食物アレルギーと混同しやすい疾患がある

血液検査や皮膚テストを行い、ＩｇＥ抗体の存在が証明されないにもかかわらず、特定の食物に対して、食物アレルギーに似たかゆみ、膨疹、腹痛、下痢といった過敏反応が出ている患者さんがいます。

実は、アレルギー専門外来を受診する成人の約半数が、こうした非アレルギー性食物過敏反応の患者さんです。

対処法は、原則としてアレルギー様症状を自覚している食物の除去です。多種の食物によってさまざまな症状が出ますが、反応する食物の種類を特定する臨床検査法がないために、摂取した時の症状のみを根拠にして除去を行う必要があります。

非アレルギー性食物過敏反応の具体例として特に多いのが、乳糖不耐症、非セリアック・グルテン過敏症（non-celiac gluten sensitivity）、化学物質過敏症の3つです。これらについて説明します。

●乳糖不耐症

乳糖（ラクトース）は、主に牛乳や乳製品に含まれる糖質です。本来であれば、小腸の細胞で産生される乳糖分解酵素（ラクターゼ）によって、乳糖はグルコース（ブドウ糖）とガラクトースという2つの糖分に分解され、小腸の壁から血液中に吸収されます。

しかし、乳糖不耐症の人は乳糖分解酵素が欠乏しているために乳糖を消化吸収できず、下痢を起こしやすく、子どもの場合は栄養が吸収されにくいために体重が増加しにくくなります。

成人の場合も、激しい下痢、吐き気、おなかの張り、腸がゴロゴロ鳴る、食後の急激な便意といった症状が生じます。牛乳を飲んだ後、急におなかが痛くなる人は、この乳糖不耐症による症状が考えられます。

●非セリアック・グルテン過敏症

小麦、ライ麦、大麦など多くの穀物類に含まれているグルテンと呼ばれるたんぱく質に対して異常な免疫反応が生じ、誤って自身の小腸粘膜を攻撃してしまう自己免疫疾患をセリアック病といいます。小腸が障害を受けると、腹痛や下痢などの症状があらわれ、栄養の吸収にも支障が生じます。この疾患は、日本人には稀とされています。

非セリアック・グルテン過敏症は、セリアック病でも小麦アレルギーでもないのに、小麦製品を摂取した時に、腹痛や腹部膨満感などの消化器の症状、倦怠感、頭痛、関節痛、筋肉痛、手足のしびれなどの全身の症状が出ます。半数以上が、小麦製品の摂取後6時間以内に発生したと報告されています。これは、日本人にも頻度の高い疾患です。

●化学物質過敏症

化学物質過敏症は、さまざまな種類の微量の化学物質にくり返し過敏に反応したり、あるいは大量の化学物質にさらされたりして、アレルギー様症状を含む症状をきたすことを指します。化学物質への感受性は個人差が大きいために、同じ環境にいても発症する人としない人がいます。

食品に含まれている化学物質に反応して、非アレルギー性食物過敏反応をきたす可能性もありますが、まだまだ未解明な部分が多く、医学的な診断名としてもコンセンサスはなく、広く浸透した診断基準もありません。

その症状は、目、鼻、耳、口、喉、皮膚、筋肉、消化器、腎臓・泌尿器、呼吸器・循環器から精神・神経系に至るまで、体のあらゆる箇所にあらわれます。

こうした非アレルギー性食物過敏反応以外にも、食物アレルギーと混同しやすい疾患として、不安発作・パニック発作、特発性じんましん、胃食道逆流症、過敏性腸症候群があります。

●不安発作・パニック発作

例えば、食物アナフィラキシーの経験が心的外傷となって不安や恐怖心を抱くようになり、アレルギーの原因ではない食物を摂取した時でも、不安発作やパニック発作の症状が出るようになる方がいます。いずれも、ストレスなど心的な要因によって引き起こされる神経症性障害です。

動悸、胸痛、四肢のしびれ、振戦（ふるえ）、呼吸困難、めまい、冷や汗といった発作の症状が食物アナフィラキシーの症状に似ています。そのために、本人が食物アレルギーであると誤認して食べられないものが増えたと思い込み、次第に不安や恐怖心を強めていき、新たな食物を摂取した後にこうした発作を引き起こすようになります。

このようなケースでは、何が食物アレルギーの原因食物なのかを客観的に見極める検査を行い、食物摂取に対する不安や恐怖心を払拭することが大切です。

●特発性じんましん

じんましんには、原因がはっきりしている刺激誘発型と、原因がよく分からない特発性の2タイプがあり、特発性が約7割を占めています。

刺激誘発型は、食物アレルギーの他、汗、水、温熱、寒冷、こすれ、振動などの刺激、動物、薬剤などが原因です。

一方、特発性は、食物の摂取とは関係なく、細菌やウイルスの感染、ストレス、疲労などが複雑に絡み合って発症し、原因を特定するのが困難です。この疾患にかかってから治るまでの病悩期間は、数か月から数年にわたる場合もあります。

じんましんというとすぐに食物アレルギーを疑いがちですが、食物アレルギーで毎日じんましんが出るのはごく稀で、通常多くても週1～2回程度です。

じんましんが出る前2時間以内にいつもと違うものは食べていないなど、特定の食物との因果関係が認められない場合には、特発性じんましんと判断されます。

特発性じんましんの症状は、夕方～夜間にかけてあらわれることが多く、特に疲れている時に悪化するのが特徴です。

●胃食道逆流症

胃食道逆流症は、胃酸が胃から食道に逆流して起きる食道の疾患で、食道の粘膜に炎症が生じる逆流性食道炎もその1つです。胸やけや胸痛、つかえ感、喉の痛みなどの症状があらわれます。

通常は、食道と胃の境に下部食道括約帯《かつやくたい》があって逆流を防いでくれますが、嚥下《えんげ》やゲップの時や、何でもない時でも一過性弛緩《しかん》の状態になることがあり、そのくり返しによって生じます。

●過敏性腸症候群

過敏性腸症候群は、精神的なストレスや自律神経のバランスの乱れなどによって、腹痛や、下痢・便秘などの便通異常が1か月以上慢性的に続く疾患のことで、患者数は日本の人口の10％程度といわれています。

検査をしても腹部や腸にその症状を説明する疾患が見当たらず、また腹痛や便通異常は排便によって改善するのが特徴です。

最近では、過敏性腸症候群の症状に食物アレルギーが関わっているともいわれています。

第6章　一人ひとり異なる適した治療・対処法とは

患者さんに最も適した方法を選ぶ

慎重な検査を経て食物アレルギーであるとの診断が確定したら、そこからは治療や今後の対処法を考えます。患者さんのＱＯＬ（Quality of Life：生活の質）の向上を目指すのがねらいです。

治療や対処にあたっては、次の４つのポイントを踏まえて、可能な限り患者さん一人ひとりに最も適した方法を選び、高度な個別化を目指すことが求められます。

①必要最小限の食物除去
②誤食した時の対応
③合併する疾患への対処
④適切な代替食と栄養摂取

なぜアレルゲンに対して反応する人としない人がいるのか、なぜ特定のアレルゲンに対してだけ反応するのかといったアレルゲンに対する特異性や、他の人との病状の違いといった病態の異質性が、患者さんによって異なるからです。

それぞれのポイントについて、さらに詳しく解説しましょう。

ポイント①　食物除去は必要最小限にする

食物アレルギーは、原因食物が体内に入ったために発症するわけですから、発症しないようにするには、それを摂取しない、つまり除去するのが原則になります。しかし、栄養の問題や生活のしやすさを考えると、除去は必要最小限にしたいところです。

食物除去を行う上での大原則があります。それは、「IgE検査が陽性という理由だけで除去はしない」ということです。

IgE検査や皮膚テストを行うと、これまで安全に摂取できているのに陽性になっている場合があります。

このような場合でも、原則、その食物を除去しません。IgE検査が陽性の食物を食べ続けても将来的に症状は生じませんから、「念のために除去する」ということも原則しません。

食物の除去を行うのは、あくまでも「実際に症状が出ている」のが根拠ですが、その際に考慮すべきことは、「どの程度厳密に除去しなければいけないのか」という点です。

求められる除去の厳密さは、人それぞれです。例えば、同じエビアレルギーの患者さんでも、小さなエビが付着している海苔《のり》や小さなエビが混入しているしらす干しを食べただけで重篤なアレルギー症状が起こる人もいれば、エビをたくさん食べて運動した時だけ症状が起こる人もいます。そのため、どのくらい厳しく除去するかについては、患者さんがそれまでに経験した症状に応じて決めていく必要があります。

交差反応も考慮すべき点です。例えば、エビアレルギーの患者さんは、カニなどのエビ以外の甲殻類が食べられなくなることも少なくありません。これも交差反応です。

交差反応のあらわれ方は、患者さんによって違います。例えば、特定の種類のエビさえ避けていれば他の種類のエビやカニなどの甲殻類では症状が起こらない患者さんもいれば、どんな種類のエビ、カニ、貝でも交差反応によるアレルギー症状が起こる患者さんもいます。このように、どの程度交差反応を起こしているか、あるいは今後起こしそうかを判断して、何を除去すべきか、患者さんごとに決めていかなければなりません。

食物除去の厳密さや交差反応による除去の範囲を決める作業は、個人差が大きいので、決して簡単なものではありません。

食物除去の判断は、なるべく専門性の高い医師と相談して決めるのがおすすめですが、それがむずかしい場合は、ある程度ご自分で判断するしかないかもしれません。

その場合は、「今まで問題なく食べてきたものは、同じ食べ方であるならば今後も食べてよい」「これまでに症状が出た食べ物とその食べ方は、今後はしない」を基準にするといいでしょう。

くり返しになりますが、血液検査や皮膚テストが陽性だったとか陰性だったとかの検査所見を判断の根拠にしないというのが原則です。

また、より厳密に食物除去の範囲を決めるにあたって、食後の運動習慣や解熱鎮痛剤の内服などがあるかないかも考慮しなければなりません。これらが引き金(二次的要因)となってアレルギー症状が起こる確率が顕著に上がるからです。

引き金(二次的要因)がある場合には、原因食物は一切摂取しない、交差反応が起こりそうな食物は一切摂取しないという方針でいたほうが無難でしょう。

ポイント②　誤食した時の対応を考えておく

注意深く原因食物の除去を行っていても、時に誤食によって食物アレルギーの症状が出てしまうものです。食物アレルギーの患者さんは、誤食をしてしまった場合にどのように対応するかを日頃から考えて準備しておくことが大切です。

食物アレルギーの症状が出た時によく使われるのが薬物です。それを、次ページの表11にまとめました。軽症から中等症にかけては、抗ヒスタミン薬や経口ステロイド薬を内服し、呼吸器の症状が出た時には気管支拡張薬を吸入します。

118ページでも触れたように、食物によってアナフィラキシーを経験したことがある人はアドレナリン自己注射薬エピペン®を処方してもらい、アナフィラキシーをはじめとする重症化に備えて常に携行することをすすめます。

軽症の段階でも症状が出たらエピペン®はすぐに使えるように準備し、中等症の段階であっても、薬を飲んで症状が収まらない時はエピペン®を使用します。特に、アナフィラ

表11　食物アレルギーの症状によく使われる薬物一覧

薬の種類	商品名	この薬が効果を示す食物アレルギーの症状	薬物の作用
抗ヒスタミン薬（飲み薬）	ビラノア、デザレックス、アレグラ、アレジオン、アレロック、エバステル、クラリチン、ザイザル、ジルテック、タリオンなど	体のかゆみ・じんましん、口や喉のかゆみや腫れ、くしゃみ	アレルギー症状を引き起こす化学物質ヒスタミンの働きを抑える。効果が出るのに約1時間かかる
アドレナリン自己注射薬	エピペン	アナフィラキシー、咳き込み、くり返す嘔吐、血圧低下、意識消失など	アナフィラキシーに最も有効な治療薬。処方されている場合、症状が出たらアナフィラキシーショックに至る前に早めに太もも前外側に打つと数分で効果が出る。気道を拡張し、血圧低下を劇的に改善させる
経口ステロイド薬（飲み薬）	プレドニン、デカドロン、プレドニゾロン、リンデロンなど	二相性のアナフィラキシー反応の予防遷延する（長引く）アレルギー症状	炎症やアレルギー症状を抑える。効果が出るまで数時間かかるので即効性は期待できない
気管支拡張薬（吸入薬）	アイロミール、サルタノール、メプチンなど	呼吸器の症状（咳、呼吸困難、喘鳴など）	処方されている場合、咳やゼーゼーなど呼吸器の症状が出た時に使用。狭くなった気管支を広げて呼吸を楽にさせる

すべての商品名のⓇは省略
『食物アレルギーのすべてがわかる本』（海老澤元宏監修　講談社）を参考に作成

キシーによる死亡のリスクが高い高齢者は、本人だけでなく家族も含めて、エピペン®の正しい使い方を知っておくと安心です。

日常的に服用して、食物アレルギーを根本的に治す薬は、今のところありません。薬物療法は、症状が出た時にその程度に合わせて行っているというのが現状です。しかし、誤食によって頻繁にアレルギー症状を起こしている患者さんに対しては、やむを得ず毎日定期的に内服薬を処方する場合があります。

ポイント③　合併している疾患に注意する

基礎疾患として気管支喘息や心疾患を合併している人は、成人食物アレルギーの治療にあたっては特に注意しなければならないとされています。

アナフィラキシーは気管支喘息の発作を誘発しやすく、かなり重篤になる場合があり、潜在的に致死性の高い症状といえます。より積極的な喘息の治療が求められます。

心疾患の人も、アナフィラキシーの時に低血圧や低酸素血症のために心筋虚血が起こりやすくなります。

アナフィラキシーの治療ではアドレナリン自己注射薬（エピペン®）を打つのが一般的ですが、アドレナリンの副作用として心疾患の症状が出る可能性があります。

　しかし、心疾患の人にとってアドレナリンは相対的禁忌（実施してもかまわないが細心の注意が必要）ですが絶対的禁忌（絶対に実施してはいけない）ではありませんので、潜在的な副作用よりも治療としての有効性が勝ると考えられれば投与は可能です。

　心疾患の治療によく使われる少量アスピリン療法（バイアスピリン®など）、βブロッカーやACE阻害薬といった薬剤は、食物アレルギーを誘発したりアナフィラキシーを重症化したりする因子でもあります。心疾患の治療のためにこれらの薬剤の内服が必要な場合は、より厳密に原因食物を摂取しないようにするしかありません。

　また、食物アレルギーの患者さんには、アレルギー性鼻炎やアトピー性皮膚炎、手湿疹などのアレルギー疾患が合併しているケースが多く見られます。食物アレルギーの治療の時には、合併するアレルギー疾患の治療も同時進行でよく行われます。特に、果物・野菜アレルギーの患者さんの多くは重症の花粉症で、花粉の飛散時期に食物アレルギー症状も出やすくなります。花粉症に対する薬物療法を積極的に行うのが望ましいでしょう。

アトピー性皮膚炎があると、荒れた皮膚から食物アレルゲンが容易に体に入ってきますので、食物アレルギーの症状が悪化しやすくなります。手湿疹のある人も、荒れた手で食物に触れたり調理などを行うと食物アレルギーの症状が出たり悪化したりします。いずれも、軟膏療法などで積極的に治療するようにしましょう。

ポイント④　適切な代替食と栄養の摂取

よほどのことではない限り、食物除去の量や種類が、成人食物アレルギーの患者さんの栄養状態に問題を生じさせるとは考えられません。なぜなら、適切な代替食があるからです。

しかし、果物・野菜アレルギーであるために、すべての新鮮な果物や野菜を長期間除去せざるを得ない人については、ビタミンC欠乏症状が出るケースが報告されています。その人は、医療機関で処方されたビタミンCの錠剤や、ドラッグストアで購入したビタミンCのサプリメントを継続的に内服する必要があります。

豚肉－猫症候群やマダニ咬傷関連の獣肉アレルギーのために、牛肉や豚肉が食べられない人は、たんぱく質の摂取不足になる可能性があります。しかし、代替食として摂取可能な鶏肉や魚類などを適切に摂取していれば、たんぱく質不足は十分に補えます。

果物・野菜アレルギーの成人に対する食事指導

成人に多い花粉－食物アレルギー症候群（PFAS）による果物・野菜アレルギーの人には、どのような食事指導が必要かを解説しましょう。

51ページで述べた通り、果物・野菜アレルギーの患者さんの大半は、以下の3つのタイプに分類されます。

①カバノキ科花粉（シラカンバ、ハンノキなど）が原因のタイプ
②草の花粉（イネ科花粉、ブタクサ、ヨモギなど）が原因のタイプ
③ヒノキ科花粉（スギ、ヒノキなど）が原因のタイプ

患者さんによっては、①から③のうち2つ以上のタイプにあてはまる人も少なくありま

せん。それは、発症の原因となる花粉症も、２つ以上の花粉が原因になり得るからです。症状をきたす食物が1種類のみということはあまりなく、多くの場合は複数の種類の果物・野菜に症状を呈します。食事を指導するにあたっては、一人ひとりの患者さんがどのタイプに属するかを判別しなければなりません。

①から③の違いをまとめたのが、52ページの表３です。また、次ページの表12は、症状の原因となっている果物・野菜から見た原因花粉や発症の原因です。果物・野菜アレルギーの患者さんは、これら２つの表をよく見て①から③のどのタイプにあてはまるか考えてみるといいでしょう。

どのタイプに属するかを判別するには、原因になるアレルゲンたんぱく質であるＰＲ-10、プロフィリン、ＧＲＰに対してＩｇＥ抗体価を測定するのが最も簡便です。しかしながら、わが国では現在、これらを直接的に評価する検査には保険が適用されていません（大豆ＰＲ-10のＧｌｙｍ ４を除く）。

代わって、各種の花粉（スギ・ヒノキ、カバノキ科、イネ科、ブタクサ、ヨモギ）へのＩｇＥ抗体検査と、患者さんの症状がどのタイプに合致しているかを評価することによって判

表12　症状を起こす食物から見た原因花粉や発症の原因

症状を起こす果物・野菜	発症の原因（1)2)3)は可能性が高い順）
バラ科果物	1)カバノキ科花粉が原因になっているタイプを第一に想起（マメ科への反応の評価も必要） 2)加工品でも症状あり、全身症状あり、眼瞼腫脹あり、FDEIA型症状のうち、いずれかにあてはまる場合はGRPが原因になっているタイプを想起（柑橘系果物への反応も評価が必要） 3)草の花粉が原因になっているタイプの部分症状である可能性もある
ウリ科の果物・野菜	1)草の花粉が原因になっているタイプを第一に想起 2)非IgE抗体機序の食物過敏反応の可能性もあり（ただし、キュウリでは稀）
柑橘系果物	1)草の花粉が原因になっているタイプを第一に想起 2)加工品でも症状あり、全身症状あり、眼瞼腫脹あり、FDEIA型症状のうち、いずれかにあてはまる場合はGRPが原因になっているタイプを想起（バラ科果物への反応の評価も必要）
トマト	1)草の花粉が原因になっているタイプを第一に想起
バナナ	1)草の花粉が原因になっているタイプを第一に想起
キウイ	1)キウイを食べて発症しているタイプの可能性もあり 2)カバノキ科花粉が原因になっているタイプの可能性もあり 3)草の花粉が原因になっているタイプの部分症状である可能性もある
マメ科	1)カバノキ科花粉が原因になっているタイプを第一に想起（バラ科への反応の評価も必要） 2)草の花粉が原因になっているタイプの部分症状である可能性もある

著者作成

別するのが一般的です。

ここからは、それぞれ①〜③のタイプの食事指導について説明します。

①カバノキ科花粉（シラカンバ、ハンノキなど）が原因のタイプ

カバノキ科に属するシラカンバ、ハンノキ、オオバヤシャブシなどの樹木は、森などのみならず、公園や住宅地の中の緑地など比較的身近な場所にも生えています。日本全国に分布していますが、特に、北海道や長野県にはシラカンバが多く、神戸の六甲山のあたりはオオバヤシャブシが多いといわれています。

春の花粉症の原因花粉であり、飛散時期がスギ・ヒノキとよく似ているので、症状だけではスギ・ヒノキの花粉症と区別するのがむずかしく、アレルギー検査で確認します。

問題は、この花粉が果物アレルギーの原因になりやすい点です。カバノキ科花粉症のアレルゲンであるPR-10といわれるたんぱく質が果物などにも含まれていて、お互いに形が似ているので人間の免疫が区別できないことがあります。そのため、花粉のPR-10にアレルギー反応がある人が果物のPR-10にも、交差反応によりアレルギー反応を起こしてしまいます。ある程度重症のカバノキ花粉症の人の大半が、果物に対してもアレルギーを持っています。

症状を起こす果物の代表は、リンゴ、サクランボ、モモ、ナシ、イチゴ、プラムなどバラ科に属しています。バラ科以外では、キウイやマメ科の食品に反応することもありますが、セリ科の野菜（ニンジンなど）に対する反応はほとんどありません。

また、PR-10は熱やさまざまな加工にも弱いので、通常は生の果物でしか症状は起こらず、アップルパイやモモの缶詰などは、ほとんどの人が問題なく摂取できます。

しかし、経験からして、ビワ、モモ、豆乳は強い症状を引き起こしやすいので、皮膚テストなどで明らかに反応が出ないなどの安心材料がない限り、摂取するのはやめたほうがいいでしょう。

症状として多いのは口腔アレルギー症候群（OAS）で、食べてすぐに、口や喉がかゆくなったり腫れたりしますが、ほとんどはあまり重症にはなりません。PR-10は消化されやすく、食べて胃に到達するとすぐに消化酵素の影響を受けてアレルゲンとしての能力を失うため、症状が出るのは口腔・咽頭に限られます。

一般的に、症状が口腔・咽頭だけで軽い場合は、症状を引き起こす果物・野菜を厳密に除去する必要はなく、患者さんの希望があれば、少量の摂取を続けてもさほど問題はありません。少量の摂取を続けてアレルギーが進行し、次第に食べられなくなることもないと考えられています。

一方、口腔・咽頭以外に全身に症状が出てしまう感受性の高い患者さんは、生のバラ科果物（リンゴ、サクランボ、モモ、ナシ、イチゴ、プラム）や、生のマメ科の食品（大豆、ピーナッツ）、ヘーゼルナッツのいずれも完全に除去する必要があります。バラ科果物は、原則として加熱・加工してあれば摂取は可能ですが、感受性の高い患者さんは症状が出てしまうことがあるので留意しましょう。セリ科の野菜（ニンジン、セロリ）に反応して除去しなければいけない患者さんは多くありません。

カバノキ科花粉が原因のこのタイプは、花粉の大量飛散時期とその直後の5月から6月にかけて特に症状が出やすくなります。普段食べていたものが食べられなくなる、より強く症状が出る可能性がありますので、この時期、症状が起こりそうな原因食物は避けたほうが無難です。

②草の花粉（イネ科花粉、ブタクサ、ヨモギなど）が原因のタイプ

イネ科花粉（カモガヤ、オオアワガエリなど）や、ブタクサ、ヨモギなどの草の花粉は、その花粉にプロフィリンというアレルゲンを含んでいて、このアレルゲンは私たちが食べる食物にも含まれています。草の花粉にアレルギーのある人の一部が、食物に含まれるプロフィリンにもアレルギー反応を起こします。

プロフィリンも熱や消化酵素に弱いので、PR-10によるアレルギーの患者さん同様、症状が出るのは口腔・咽頭だけで軽い場合が多いようです。このような場合、症状を引き起こす果物・野菜を厳密に除去しなければならないことはなく、患者さんの希望があれば少量の摂取を続けてもさほど問題はありません。

プロフィリンはすべての植物に含まれますが、特に、ウリ科（メロン、スイカ、キュウリ）や、オレンジ、トマト、バナナは症状が出やすいとされています。感受性が高く症状が強く出てしまう患者さんは、すべての生の果物・野菜や野菜ジュースは制限せざるを得ません。加熱・加工すれば原則として摂取は可能ですが、加熱しても症状が出てしまう食

材がある場合は、やはり摂取は控えたほうがいいでしょう。

新鮮な果物・野菜を多くの種類、長期的に除去しなければならない人は、ビタミンC欠乏になります。サプリメントなどでビタミンCを内服する必要があります。

生の果物・野菜を食べると、口腔の症状はなくても、稀に下痢をする患者さんがいますが、1～2週間摂取を控えると高い頻度で収まる場合があります。

③ヒノキ科花粉（スギ、ヒノキなど）が原因のタイプ

果物にごく少量含まれているGRPというアレルゲンは、熱や消化酵素に強くアレルゲン性を失わないため、果物の缶詰や梅干しなどの加工品でも症状が出ます。

比較的最近明らかになったアレルゲンですので、どんな種類の果物で症状が起こるのか明確にはなっていない部分もあります。臨床経験では、バラ科果物（梅干しを含む。リンゴ、サクランボ、モモ、ナシ、イチゴ、プラム）と柑橘系果物で症状を起こすことが多いようです。ザクロ、イチジクなどでの事例も報告されています。

スギ・ヒノキ花粉にもGRPが含まれていて、GRPへのアレルギーの発症の原因はスギ・ヒノキ花粉症である可能性が有力視されています。食物依存性運動誘発アナフィラキシーなど、引き起こされる症状も多くは比較的重症になります。

一方、果物に含まれるGRPの量は、例えば同じモモでも、GRPが多く含まれる場合とほとんど含まれない場合があり、大きなばらつきがあります。そのため、モモを食べても症状が出たり出なかったりする人がいて、このタイプの果物アレルギーの確定診断を少しむずかしいものにしています。現状、確定診断は食物アレルギーを専門に診療している医師にしかできないかもしれません。

このタイプの食物アレルギーであると分かった場合は、バラ科果物、柑橘系果物、イチジク、ザクロを、加工品を含めて除去したほうが無難でしょう。同じ果物でも含まれるGRPの量が異なるので、それまで食べていた果物で急に強い症状が引き起こされる場合があります。特に、運動する前は、より厳密な除去が必要です。

小麦アレルギーの成人に対する食事指導

成人になって小麦アレルギーを発症する例は少なくありません。成人小麦アレルギーには、①乳幼児期に発症したものが成人まで持ち越された小麦アレルギー、②（通常の）小麦依存性運動誘発アナフィラキシー、③加水分解小麦（グルパール19S）による即時型小麦アレルギーの3タイプがあることは、すでに触れました。

タイプによって、気を付けなければならないことは若干異なります。ここでは、成人で最も多い②のタイプの患者さんに対してどのような食事指導をするかについてまとめます（②のタイプ以外の患者さんにはあてはまらないことがありますので、注意してください）。

・どのくらい厳しく小麦を避けるべきか

このタイプでは、血液検査でω-5グリアジンに対して高いIgE抗体価を示し、さらにはそれがグルテンIgE抗体価よりも高いという検査パターンを示しています。

ω-5グリアジンに感作されると、その大半が食物依存性運動誘発アナフィラキシーを発症します。運動誘発とは、小麦を食べるだけでは問題ないものの、小麦を食べた後に運動すると全身性膨疹から始まるアレルギー症状が起こってしまうという意味です。

しかし、これまでに何回も小麦によるアレルギー症状を起こしている患者さんの中には、運動との組み合わせがなくても小麦アレルギーを発症した人も多く、「小麦を食べた後に運動しなければ大丈夫」とは必ずしも言い切れないのです。運動に限らず、小麦アレルギー発症の二次的要因としては、解熱鎮痛剤の内服やアルコールの摂取、過労なども考えられます（第3章参照）。

実際に、どのくらいの確率でアレルギー症状が起こるかは、次の式で決まるとイメージするのが正しいでしょう。

食べた小麦の量　×　運動などの二次的要因の強さ

この式から、小麦の量も二次的要因の強さも症状を起こさない程度であれば小麦の摂取は可能であるといえるかもしれません。

しかしながら、どのくらいの量や強さで発症するかは個人差が大きいため、どこまでなら安全かは一概に言い切れません。具体的に、「あなたなら、小麦を何グラムまでは食べていいです」「運動の強さはこの程度なら問題ないです」という言い方はできません。食

表13　危険性の高い小麦製品と危険性の低い小麦製品

危険性の高い食品と食べ方	パン、麺類を1人前食べる
危険性は比較的低い食品と食べ方	唐揚げの衣などに小麦を含む場合 ハンバーグ(パン粉)、カレー(小麦粉を含む場合) プリン･キャラメルなどの菓子に小麦を含有する場合 パン･麺を少量食べる
基本的に症状は起こさない食品	味噌、醤油、穀物酢、麦茶、ビール

成人の小麦アレルギー(ω-5グリアジンIgE抗体価が高いタイプ)の場合

べた量が少なくても、二次的要因の影響が強ければ強いアレルギー症状が起こることがあるため、小麦アレルギーの人は常に、アドレナリン自己注射薬(エピペン®)の携行が必須であることは、きちんと理解しておく必要があります。

ここではっきり言えるのは、小麦アレルギーの人は、「危険性の高い食品と食べ方」(上の表13)に示した食品を摂取した後に、ランニングといった激しい運動など強い二次的要因を組み合わせるのは絶対にしてはいけないということです。なぜなら、高い確率で強い小麦アレルギー症状を誘発するからです。

また、個人差はありますが、少し歩くなどの軽い運動との組み合わせでも症状が出る可能性がある人もいますので、注意が必要です。

次いで、「危険性は比較的低い食品と食べ方」に示した食品も同様で、激しい運動の前に食べると発症のリスクがより高まります。

栄養の面から、小麦をまったく食べないことによって何か問題になることは決してありません。特に運動習慣のある成人小麦アレルギーの人は、運動する可能性のある時は、小麦の食品を一切食べないようにするというのが原則です。そうすれば、食後の運動などの二次的要因があっても、アレルギー症状を起こすことはありません。

・小麦を誤食しないように特に注意すべき食品

小麦を使った食品の代表は、パンや麺類です。小麦を避けている人が、パンや麺類を誤ってたくさん食べてしまうことは普通考えられません。

しかし、小麦はさまざまな食品に含まれていて、それに気づかずに誤食してしまい、小麦アレルギーを発症してしまうケースはよくあります。そのために、食物アレルギーの発症数や重篤になる度合いから、小麦は表示が義務化された食品に指定されています（189ページのコラム参照）。

特に、「危険性は比較的低い食品と食べ方」にあるカレー、ハンバーグ、唐揚げやとんかつ、プリン・キャラメルなどの菓子は、患者さんから「気づかずに食べて症状が出てしまった」という話をよく聞きます。そばも、つなぎに小麦が使われていることがよくあります。加工食品に小麦が含まれているのかどうか、原材料の表示はきちんとチェックしましょう。

食物制限を解除してもいいと言われたら

専門的な問診や検査の後、医師から、長い間除去していた食物を食べてもいいですよとお許しが出るのは、患者さんにとって何よりもうれしいことです。

しかし、摂取再開、食物制限の解除は、医師の指導に従って注意深く行わなくてはなりません。摂取再開の方法はいろいろあります。

1つは、経口食物負荷試験を行い、症状が出ない上限の量を明らかにして、それを超えない範囲で摂取再開する方法です。

もう1つは、経口食物負荷試験を行わず、ごく少量から自宅で摂取再開する方法です。

図17　自宅での食物制限解除の進め方例（医師の指導のもとに行う）

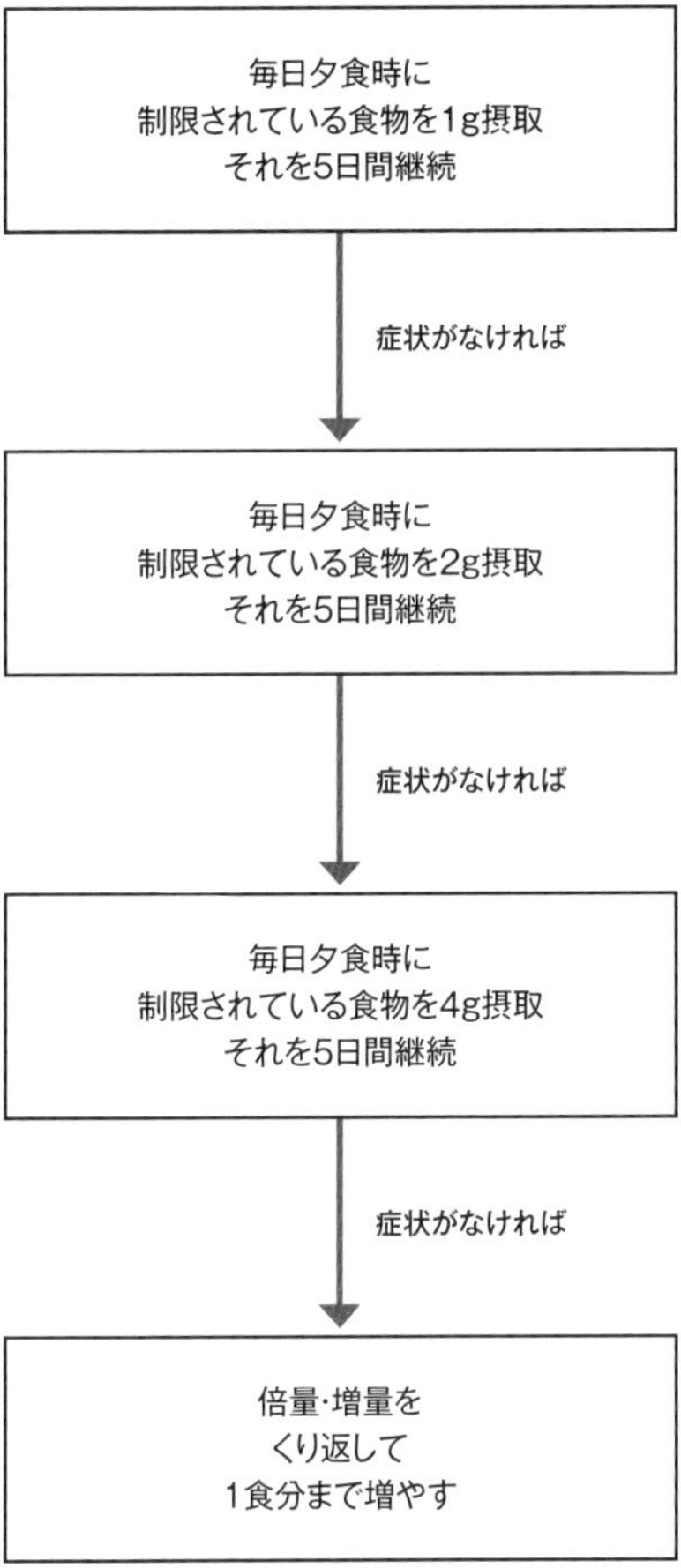
毎日夕食時に
制限されている食物を1g摂取
それを5日間継続
症状がなければ
毎日夕食時に
制限されている食物を2g摂取
それを5日間継続
症状がなければ
毎日夕食時に
制限されている食物を4g摂取
それを5日間継続
症状がなければ
倍量･増量を
くり返して
1食分まで増やす

著者作成

例えば、ある食品を1g摂取することから始める場合は、毎日夕食時に1g摂取することを5日間継続します。それで症状が出なければ、2g摂取を5日間継続し、それで問題なければ4g摂取を5日間継続するといったように、少しずつ時間をかけて増やしていくとより安全性が高まります（前ページの図17）。

どちらの方法を取る場合でも、受診する病院や薬の準備など症状が出た時にどうするかをあらかじめ決めておくことが大切です。

経口免疫療法は成人食物アレルギーに対して行っていない

経口免疫療法（oral immunotherapy）と呼ばれる治療法があります。

「自然経過では早期に耐性獲得が期待できない症例に対して、事前の経口食物負荷試験で症状誘発閾値を確認した後に、原因食物を医師の指導のもとで経口摂取させ、脱感作状態や持続的無反応の状態とした上で、究極的には耐性獲得を目指す」というものです。

平たくいえば、専門医の指導のもとで、食物アレルギーがなかなか治らない患者さんに対して、経口食物負荷試験でどのくらいの量なら食べていいかが分かった原因食物を少しずつ食べてできるだけ早く慣れてもらい、最終的に量を食べても大丈夫にするために行う治療法です。

この治療法は、乳幼児期に発症した鶏卵や牛乳、ピーナッツ、小麦などの食物アレルギーに対してよく行われており、海外からの報告も多くあります。しかし、それ以外のタイプの食物アレルギーや、成人食物アレルギーに対して現状では行われていません。

高齢者の治療の注意点

高齢者の食物アレルギーには、特有の問題点があります。それは、内科的基礎疾患を合併していて、さまざまな薬剤を処方されている人が多いという点です。

108ページでも触れたように、薬剤は食物アレルギーの誘発に大きな影響を与えます。βブロッカー、ACE阻害薬、NSAIDs、低用量アスピリン、胃酸分泌抑制薬など、処方されているすべての薬剤を必ず確認します。これらの薬剤を内服している場合は、食物アレルギー症状が起こりやすい状態、重篤化しやすい状態にありますので、摂取する食物に対してはより厳密な注意が求められます。可能であれば、他の薬剤への変更も必要になってきます。

さらに、高齢者は若年成人に比べて、アレルギー疾患に対する認識が甘い傾向がありま す。家族と同居していなかったり、認知症を合併していたりすると、アレルギーの症状、日々の食事の内容、薬剤の処方内容などを詳細に聴取できず、原因食物を特定するのが困難なケースも少なくありません。

原因食物を誤食してしまうリスクが高く、喘息や心疾患を合併していればアレルギー症状が誘発された時に重症化しやすいことはすでに述べました。アドレナリン自己注射薬（エピペン®）を携行しているのに、自分で適切に打てない人も少なくなく、アナフィラキシーによる死亡リスクは高齢者のほうが高いことを示しています。

これらの点から、高齢者の食物アレルギーの診断、治療にあたっては、家族の協力が不可欠です。

運動はやめたほうがいいか

成人食物アレルギーだからといって、運動するのを一律に禁止する必要はありませんが、制限したほうがいい場面があります。

食物依存性運動誘発アナフィラキシーの患者さんは、言うまでもなく、原因食物を少量でも摂取した後4時間以内の運動は、原則禁止です。しかし、原因食物を摂取していなければ、基本的に運動を制限しなくても問題はありません。

一般的に、食事の後（おおむね2時間以内、時には4時間以内）に運動すると、腸管におけるアレルゲンの透過性が亢進されるため、血液中の食物アレルゲンたんぱく質の濃度が上昇し、食物アレルギー反応が誘発されやすくなります。原因食物を摂取した後の運動には、食物アレルギー誘発閾値を下げる効果があるというわけです。

したがって、これまで運動誘発の症状を起こした既往がない一般の食物アレルギーの人でも、食後に激しい運動をするとアレルギー症状が出ることはあり得るため、食事と運動の組み合わせは慎重でなければなりません。

花粉－食物アレルギー症候群の人も、花粉が飛散する時期の屋外での運動には気を付けたほうがいいでしょう。花粉アレルギーが重症の患者さんは、花粉を吸引すると喘息の発作やアナフィラキシーといった全身症状を起こすことが稀にあります。重症のイネ科花粉アレルギーの人が、晴れた風の強い日に、イネ科の植物が群生している場所で運動して大量の花粉を吸入しアナフィラキシーを発症したことが報告されています。症状が食物依存性運動誘発アナフィラキシーに類似していて、食物摂取によるアナフィラキシーと誤認されやすいのですが、このように花粉の吸入によるアナフィラキシーは、一般に認識されている以上に実地臨床では頻度が高いのが実情です。

以上のような点に注意すれば、運動自体は制限する必要はありません。健康のためには、積極的に運動は行ったほうが良いことは、食物アレルギーの患者さんにもあてはまります。

第7章　慢性的なアレルギー症状で困っている人へ

本書では、主に即時型食物アレルギーについて触れてきました。

しかし、即時型食物アレルギーの症状に加えて、アレルギー性鼻炎、アトピー性皮膚炎、喘息など慢性的なアレルギー症状を合併している患者さんは数多くいます。私の診療の経験でも、食物アレルギーの患者さんには、これら慢性的なアレルギー症状で困っている方が少なからずいます。慢性的というのは、毎日のようにダラダラと続くという意味です。

そこで本章では、慢性的なアレルギー症状が一般的な治療では十分に改善しないで困っている患者さんへのアドバイスをご紹介しましょう。

体の外部だけではなく内部にも目を向ける

アレルギーは、通常は体の外部から来るアレルゲンに反応して起こります。したがって、アレルギーの治療を考える際は、そのアレルゲンをどのように避けるかという話が中心になります。

しかし、慢性的なアレルギー症状で困っている場合は、アレルゲンに対して反応するあなた自身の体の内部にも目を向ける必要があります。

例えば、血液検査などでアレルギー反応が認められているのに、そのアレルゲンにさらされても、あまり反応しない人がいます。あなた自身の体（の内部）がアレルゲンに反応しにくくなれば、アレルギーの悩みは解決するという側面もあります。特に慢性的なアレルギー症状が、一般的な治療ではなかなか良くならない場合は、体の内部の要因にも目を向けることがより重要です。

では、どのような点に関心を払うべきなのでしょうか。

栄養の問題が隠れていることが多い

慢性的なアレルギー症状の背景に、栄養の問題が数多く存在します。栄養状態が良くなると、慢性的なアレルギーの症状がかなり改善することはよく経験します。栄養状態が悪いというのは、単に食事の摂取量が少なくてやせてしまっている状態を指しているわけではありません。

現代人の特徴は、カロリーは摂取できていても、ビタミンやミネラル、たんぱく質などが十分に摂取できていない、つまり質的な栄養失調の状態にあります。

具体的には、砂糖の摂取過多、たんぱく質の摂取不足、ビタミンB群・ビタミンC・ビタミンD・鉄の不足が問題になっている患者さんが多くいます。甘いお菓子をたくさん食べている人は、まずはそれをやめること、間食するならナッツ類、豆類、チーズ、スルメなど糖質が少なくたんぱく質が多いものを選ぶこと、朝ごはんが毎日パンだけの人は、パンをやめるか控えめにして、それ以外の食品のバリエーションを増やすことを試みてはいかがでしょう。

また、アレルギーの悪化の因子として、精神的ストレスの影響は看過できません。これは簡単に治療できるものではありませんが、ストレスによってアレルギー症状が悪化するという認識を持つことが必要になる場合があります。ストレスの問題が解決しなければ、他の治療をどれほど行ってもアレルギー症状が改善しないことはよくあります。

医療や薬に対する依存が強すぎるのも問題

アレルギー以外の疾患に対して処方されている治療薬が、アレルギー疾患の発症や増悪に関係しているケースはよくあります。頭痛、胸やけ、胃の痛みなどに悩まされていて、驚くほどさまざまな薬剤を内服している慢性的なアレルギー症状の患者さんがいます。

解熱鎮痛剤が、食物アレルギーの症状誘発の二次的要因になっていることは106ページで触れました。胃酸を止める薬も消化を妨げるので、食物アレルギーを誘発する二次的要因になり得ます。これらの薬剤は、腸から未消化のまま食物アレルゲンを吸収しやすくする要因になるので、食物アレルギーの発症にも関わっている可能性も指摘されています。

頭痛、胸やけ、胃の痛みにもその発症の原因があります。何らかの疾患によるものなのか、食生活や生活習慣によるものなのか、それらを突き止めれば多くの薬を飲まなくても済む可能性があります。

にもかかわらず、「症状が出る→症状に対する薬を飲む」という対症療法をずっとくり返していると内服する薬剤の量もおのずと多くなり、アレルギー疾患の増悪を助長してしまいます。医療や薬に対する依存が強すぎるのも問題で、これらは患者さんだけではなく、医療を提供する側の問題でもあります。

毎日当たり前のように行っていることを疑う

毎日当たり前のように行っていることが、アレルギーやその他の疾患の発症・増悪の原因になっているケースは少なくありません。しかも、毎日の食事による栄養状態や毎日服用している薬が原因になっていることに患者さん自身が気づいていないのです。体にとって不自然なことを続けているという自覚がなく、「ごく自然なこと」になってしまっているのです。〝旧茶のしずく石鹸〟を毎日使い続けたことで多くの人が小麦アレルギーを発症した事件も、構造としては同じような面があります。

「アレルギーは文明病だ」という言い方がされますが、文明社会にどっぷり浸かってしまい、私たちは何が自然なのか、どんなことをすれば体調を悪くするのかが分からなくなっているようで、これは大問題です。そういう私にも身に覚えがあり、あまり偉そうなことは言えません。

もし、体調が悪化するようなことがあったら、自分が毎日当たり前のように行っていることに原因があるのではないかと疑ってみるのも必要かもしれません。

「自分の体に起こっている症状は自分に責任がある」と考える

対症療法で済ませるのではなく、自らの体に起こる症状は自らの食生活や生活習慣に原因があると考え、自らの責任において誤った行動を変容しなければいけません。「自分の病気は自分で治す」という考え方は、ある程度必要です。

もちろん、すべての病気を自分で治せるわけではありませんが、自らが生活を変えなければ、真の治療につながらない病気が多いのも事実です。慢性疾患や、大人になってから発症した病気の原因の多くは、生まれ持った体質よりも環境や生活習慣の影響が強いわけですから、かなりの部分において「発症したのは自分に責任がある」といえるでしょう。

はたして、どういう食習慣や生活習慣が正しくて、どういうものが正しくないのか、文明社会にどっぷり浸かっている私たちには、簡単には分からなくなってしまっています。

そういう時は、人間にとってどうするのが自然なのかという視点で考えるのが重要なのではないでしょうか。そのためには、自分自身でいろいろ調べて知識を得ることも大切でしょう。自分が取った行動や生活習慣が間違っていたと気づいたら、どうすればそれを変えられるかを、ためらわずに真剣に考えることが求められます。

あなたの行動や生活習慣は、あなたにしか変えることはできません。「自分の体に起こっている症状は自分に責任がある」という考え方に基づかなければ、自分の行動や生活習慣は変わらないのです。

Column

加工食品のアレルギー表示ルールを理解する

食物に含まれるアレルゲンには、食物アレルギーの症状を引き起こす回数が多く、重篤な症状を呈しやすいものがあります。食物アレルギーの症状で最も重篤なのはアナフィラキシーで、複数のアレルギー症状が同時に起こり、生命にも関わるために一刻も早く手当てをしなければなりません。

そのために、何よりも安全な食品を摂取しなければなりません。消費者が自主的かつ合理的に食品を選ぶにあたって重要な役割を担う原材料の表示ルールが、食品表示基準で決められています。

表示ルールは、表示義務のある「特定原材料」と、表示を推奨する「特定原材料に準ずるもの（通知によって定められたもの）」に分かれています。加工食品を購入する、あるいは口にする際には、誤食を防ぐために原材料の表示はきちんとチェックしましょう。

図18　加工食品のアレルギー表示

●特定原材料7品目
表示が義務化されたもの

卵、乳、小麦、
エビ、カニ、
落花生（ピーナッツ）、
そば

●特定原材料に準ずるもの21品目
可能な限り表示が推奨されたもの

アーモンド、あわび、イカ、イクラ、オレンジ、カシューナッツ、キウイフルーツ、牛肉、くるみ、ゴマ、サケ、サバ、大豆、鶏肉、バナナ、豚肉、マツタケ、モモ、山芋、リンゴ、ゼラチン

〈パッケージ表示の例〉

品名:カレールウ　原材料:小麦粉、カレー粉、でん粉、砂糖、食塩、酵母エキス、香辛料、ハーブオイル、たん白加水分解物（ゼラチン）／調味料、酸味料、カラメル色素、（一部に小麦、大豆、リンゴ、ゼラチンを含む）

アレルギー表示*
小麦·大豆·リンゴ·ゼラチン

*表示を義務付け·推奨されたもの

特定原材料とは、食物アレルギーの症状を引き起こすことが明らかな食品のうち、特に発症数や重篤になる度合いから勘案して表示の必要性が高いと判断され、表示が義務化されたものです。

対象は、卵、乳、小麦、エビ、カニ、落花生（ピーナッツ）、そばの7品目です。

一方、特定原材料に準ずるものとは、発症数や重篤な症状を呈するものが継続して相当数見られるものの特定原材料に比べると少ないとして、可能な限り表示するのが推奨された

ものを指します。

対象は、アーモンド、あわび、イカ、イクラ、オレンジ、カシューナッツ、キウイフルーツ、牛肉、くるみ、ゴマ、サケ、サバ、大豆、鶏肉、バナナ、豚肉、マツタケ、モモ、山芋、リンゴ、ゼラチンの21品目です。以前は20品目でしたが、２０１９（令和元）年度にアーモンドが追加されました（消費者庁）。

ただし、こうした表示のルールには、まぎらわしい、誤解されやすいといった落とし穴があるので気を付けなければいけません。

特定原材料でも表示義務があるのは、あらかじめ容器包装された加工食品と添加物のみが対象です。店内で調理・販売する外食メニュー、お弁当やパン、対面販売の惣菜《そうざい》などには表示の義務はありません。

その加工食品でも、すべての原材料が表示されているわけではありません。例えば、加工食品１ｇあたり特定原材料の濃度が１００万分の１ｇ未満と含まれている量が少ない食品には表示されない場合があります。

特定原材料であると誤解しがちな表示もあります。「乳」の字が入っている乳酸カルシウム・乳酸ナトリウム・乳酸菌・乳化剤・乳糖、小麦と関係のありそうな麦芽糖、卵の殻からつくられるもののほとんどたんぱく質を含まない卵殻カルシウムは、いずれも特定原材料ではありません。

きちんと確認したいのであれば、面倒でも購入した加工食品の製造会社に問い合わせるしかありません。

おわりに

大学を卒業して沖縄の県立病院で初期臨床研修を終えた後、２００６（平成18）年からずっと相模原病院のアレルギー科に勤務して16年が経ちます。

最初にアレルギー科に赴任した頃は、アレルギー科医の仕事の中心は喘息の患者さんを診療することでした。以前は喘息に対するいい治療法がなく、入院患者さんも多く、その治療は大変でした。

しかし、当時はすでに、喘息に対しては吸入ステロイドという効果の高い治療が普及しつつあり、喘息で入院が必要になるような患者さんも減りつつありました。

その時上司から、最近大人の食物アレルギーが増えているようなので、専門の外来を始めたらどうかとすすめられました。私自身も子どもの頃にアレルギーで苦しんでいたこともあり、成人の食物アレルギーを専門的に診療し続けて、今に至っています。

同じ内科でも、消化器・呼吸器・循環器科に比べて、アレルギー科は地味な印象を持たれがちです。そのために、アレルギー内科医を志す医師の数が少なく、食物から薬剤を含めたアレルギー疾患全般をひと通り診療できる医師の数はごくわずかです。とりわけ、成人の食物アレルギーを診療できる専門医は、全国で20人ほどしかいないかもしれません。

その理由として、日本の大学医学部においてアレルギー講座が少ないことと、病院としてもアレルギー科が収益を上げにくいことなどが挙げられます。アレルギーの病態や原因は多様で、患者さん一人ひとりの診療に手間と時間がかかる割には、それに見合った特別な診療報酬は得られていないというのが現状です。

経営として成り立たなければ、病院として存続できなくなり医療も提供できなくなります。病院が収益性を考えるのはやむを得ないことではあります。

こうした事情もあって、かなり頻度の高い疾患であるにもかかわらず、病院が積極的にアレルギー診療に取り組めず、特に食物や薬剤のアレルギー疾患の診療を行う医療機関も増えないのです。

とはいっても、アレルギー疾患に苦しみ、手当てを求める患者さんは確実にいます。あちこちの病院をめぐり、長い間治療がうまくいかなかった患者さんの寛解した時の喜ぶ様子は、治療に携わった医師にとって何物にも代えがたい報酬です。だから私はアレルギー診療を続けています。

くり返しになりますが、アレルギーはやっかいで一筋縄ではいかない疾患です。同じものを食べても、ある人は発症するがある人は発症しない、発症してもある人は重症だがある人は軽症で済むといったように、「人それぞれ」なのです。

臨床や研究においてこれまで積み重ねてきた定理や方程式が、すべての人に一律にあてはまるわけではなく、画一的な対処法が取れない分、医師の力量が問われます。

成人食物アレルギーを必要以上に怖れて日常生活に支障をきたしてしまっては意味がありません。その一方で、命に関わる重篤な症状を呈するものであることも事実です。

成人食物アレルギーとは何であるかを認識し、〝正しく怖れる〟ために本書がお役に立つことを強く願うものです。

令和4年3月

福冨友馬

参考文献

伊藤浩明監修『アレルギー大学テキスト　新・食物アレルギーの基礎と対応　第2版　医学、食品・栄養学、食育から学ぶ』認定NPO法人アレルギー支援ネットワーク作成、みらい発行、2020年
海老澤元宏監修『食物アレルギーのすべてがわかる本』講談社、2014年
福冨友馬『臨床現場で直面する疑問に答える　成人食物アレルギーQ&A』日本医事新報社、2019年
福冨友馬、谷口正実監修『ぜんそく・鼻炎患者さんのための本　あなたのまわりに潜む身近なアレルゲン原因を特定して対処する』メディカルレビュー社、2015年
『食物アレルギーの診療の手引き2020』国立研究開発法人日本医療研究開発機構（AMED）免疫アレルギー疾患実用化研究事業　重症食物アレルギー患者への管理および治療の安全性向上に関する研究　研究開発代表者海老澤元宏　国立病院機構　相模原病院　臨床研究センター、2020年

福冨友馬（ふくとみ ゆうま）

一九七九年山口県生まれ。独立行政法人国立病院機構相模原病院臨床研究センター臨床研究推進部アレルゲン研究室長。医学博士。二〇〇四年広島大学医学部卒業。沖縄県立北部病院を経て二〇〇六年から相模原病院アレルギー科に勤務、二〇〇九年同臨床研究センター研究員。二〇一二年より現職。著書に『臨床現場で直面する疑問に答える成人食物アレルギーQ＆A』（日本医事新報社）などがある。

大人《おとな》の食物《しょくもつ》アレルギー

二〇二二年三月二二日 第一刷発行

集英社新書一一〇九I

著者……福冨友馬《ふくとみゆうま》

発行者……樋口尚也

発行所……株式会社集英社

東京都千代田区一ツ橋二-五-一〇 郵便番号一〇一-八〇五〇

電話 〇三-三二三〇-六三九一（編集部）
〇三-三二三〇-六〇八〇（読者係）
〇三-三二三〇-六三九三（販売部）書店専用

装幀……原 研哉

印刷所……大日本印刷株式会社 凸版印刷株式会社

製本所……ナショナル製本協同組合

定価はカバーに表示してあります。

ISBN 978-4-08-721209-9 C0247

医療・健康——I

a pilot of wisdom

糖尿病は自分で治す！　福田正博
アルツハイマー病は治せる、予防できる　西道隆臣
すべての疲労は脳が原因2〈超実践編〉　梶本修身
認知症の家族を支える　ケアと薬の「最適化」が症状を改善する　髙瀬義昌
産業医が見る過労自殺企業の内側　大室正志
すべての疲労は脳が原因3〈仕事編〉　梶本修身
人間の値打ち　鎌田實
スマホが学力を破壊する　川島隆太
体力の正体は筋肉　樋口満
ガンより怖い薬剤耐性菌　三瀬勝利　山内一也
本当はこわい排尿障害　高橋知宏
心療眼科医が教える　その目の不調は脳が原因　若倉雅登
定年不調　石蔵文信
悪の脳科学　中野信子
女は筋肉　男は脂肪　樋口満
出生前診断の現場から　室月淳
すべての不調は口から始まる　江上一郎

赤ちゃんと体内時計　胎児期から始まる生活習慣病　三池輝久
スポーツする人の栄養・食事学　樋口満
免疫入門　最強の基礎知識　遠山祐司
コロナとWHO　感染症対策の「司令塔」は機能したか　笹沢教一
胃は歳をとらない　三輪洋人
他者と生きる　リスク・病い・死をめぐる人類学　磯野真穂

a pilot of wisdom

集英社新書　好評既刊

会社ではネガティブな人を活かしなさい
友原章典　1096-A
幸福研究を専門とする著者が、最新の研究から個人の性格に合わせた組織作りや働きかたを提示する。

胃は歳をとらない
三輪洋人　1097-I
胃の不調や疲労は、加齢ではない別の原因がある。消化器内科の名医が適切な治療とセルフケアを示す。

他者と生きる　リスク・病い・死をめぐる人類学
磯野真穂　1098-I
リスク管理と健康維持のハウツーは救済になるか。人類学の知見を用い、他者と生きる人間の在り方を問う。

韓国カルチャー　隣人の素顔と現在
伊東順子　1099-B
社会の〝いま〟を巧妙に映し出す鏡であるさまざまなカルチャーから、韓国のリアルな姿を考察する。

9つの人生　現代インドの聖なるものを求めて〈ノンフィクション〉
ウィリアム・ダルリンプル／パロミタ友美 訳　1100-N
現代インドの辺境で伝統や信仰を受け継ぐ人々を取材。現代文明と精神文化の間に息づくかけがえのない物語。

哲学で抵抗する
高桑和巳　1101-C
あらゆる哲学は抵抗である。奴隷戦争、先住民の闘争、啓蒙主義、公民権運動などを例に挙げる異色の入門書。

奈良で学ぶ　寺院建築入門
海野 聡　1102-D
日本に七万以上ある寺院の源流になった奈良の四寺の建築を解説した、今までにない寺院鑑賞ガイド。

「それから」の大阪
スズキナオ　1103-B
「コロナ後」の大阪を歩き、人に会う。非常時を逞しく、しなやかに生きる町と人の貴重な記録。

ドンキにはなぜペンギンがいるのか
谷頭和希　1104-B
ディスカウントストア「ドン・キホーテ」から、現代日本の都市と新しい共同体の可能性を読み解く。

子どもが教育を選ぶ時代へ
野本響子　1105-E
世界の教育法が集まっているマレーシアで取材を続ける著者が、日本人に新しい教育の選択肢を提示する。